WERNER ZIMMERMANN

HEILENDES FASTEN

Erlebnis, Nutzen und Praxis
freiwilliger Nahrungsenthaltung

DREI EICHEN VERLAG
MÜNCHEN 60 + ENGELBERG/SCHWEIZ

ISBN 3-7699-0365-X

Verlagsnummer 365

7. Auflage, 28.–32. Tausend, 1981

Gesamtherstellung: Isar-Post, Landshut

Leitsprüche

Mancher wähnte weise zu sein,
nur was ihm not tat, wußte er nicht.
Richard Wagner in „Siegfried"

Der Weise lernt von den Erfahrungen anderer,
der Tor muß alle Erfahrungen selber machen.
Sprüche Salomon

Wir können die Natur nur dadurch beherrschen,
daß wir uns ihren Gesetzen unterwerfen.
Lord Bacon

Medica mente, non medicamentis!
Heile mit Verstand, nicht mit Medikamenten!
Niemeyer

Valere aude! — Wage es gesund zu werden!

Und setzet ihr nicht das Leben ein,
nie wird euch das Leben gewonnen sein!
Schiller

Gesund geboren werden ist Glück.
Gesund bleiben ist Tugend.
Gesund werden ist Charakter.
Volkmar

Erlebnis, Nutzen und Praxis freiwilliger Nahrungsenthaltung

Neigt sich der Winter langsam seinem Ende zu, so kommt für die Tiere im Freien die strengste Zeit. Rehe, Hasen, Gemsen haben gefressen, was der Herbst an dürrem Gras und Kraut zurückgelassen hat. Hoch deckt der Schnee alles zu, und der Frühling ist noch fern. Da magern die Tiere stark ab. Ihr Körper braucht alles auf, was er entbehren kann: Fett, alles Überflüssige oder gar Schädliche und Krankhafte, schont aber in seiner wunderbaren Weisheit alle lebenswichtigen Organe und Gewebe, um das Leben als solches zu erhalten.

Das ist die große Fastenzeit in der Natur. Unaufhaltsam steigt die Sonne höher. Wärmere Tage lassen den Frühling ahnen. An sonnigen Halden, wo der Schnee zuerst abrutscht oder schmilzt, sprießen die ersten grünen Kräutlein und Gräslein, etwas herb und bitter, voller Lebenskraft. Man kann sich denken, wie sie den hungrigen Mäulchen schmekken! Die neuen Säfte helfen erst noch den Rest alter Schlakken auflösen und austreiben, und der Aufbau mit herrlich frischem Futter, in das der Frühling seine ganze Freude und Kraft gelegt hat, wird zum gewaltigen Erlebnis, zu wahrer Auferstehung und Wiedergeburt, zu schönstem Osterfest.

So geht es nicht nur dem Wild. Die Weizenfarmer Nord-Kanadas lassen im Herbst ihre Pferde, soweit sie deren Dienste im Winter nicht benötigen, einfach frei laufen, geben ihnen weder Obdach noch Futter. Oft fegen eisige Stürme über die weiten Ebenen, bei vierzig Grad Celsius Kälte. Auf den Feldern stehen vom Dreschen her die riesigen Strohhaufen. Dort wühlen sich die Pferde ein, suchen Schutz und finden auch etwas Futter an Stroh und einzelnen

Körnern. Oft brausen ganze Trupps daher wie die wilde Jagd, um sich etwas zu erwärmen, die struppigen Haare mit dikken Eiskrusten bedeckt. Im Frühling tragen die Tiere lange Pelze und sind beinmager, doch kerngesund und munter. Auch sie haben ihre natürliche Fastenzeit innerer Reinigung.

Geht es nicht vielen Naturvölkern kälterer Zonen ganz ähnlich? Den Eskimos, den Lappen und andern? Dem gesündesten Volk der Erde, das nichts weiß von unseren vielen Kulturkrankheiten, den Hunsa im Himalaja, werden jedes Frühjahr die Wintervorräte sehr knapp. Die Hausmutter muß genauest einteilen und sparen, besonders alle Erwachsenen fasten, hungern mehr oder weniger, läutern sich dabei an Leib und Seele und machen sich bereit für die alljährliche große Auferstehung.

Reinigung, Ruhe und Besinnung vor der neuen Frühlingsfreude! Seit Jahrtausenden weiß der naturverbundene Mensch, wie nötig und heilsam solche Zeiten im Ablauf der Jahre sind. Die Priesterärzte des Altertums haben ihr Frühlingsfasten durchgeführt und angeordnet, und in verstümmelter und abgeschwächter Form hat sich dieser Brauch in der Fastnacht und der Fastenzeit vor Ostern bis heute erhalten. Aus dem Sinn ist Unsinn geworden, mit Maskerade und tollem Treiben, und der Aschermittwoch wird zum Jammertag. An Nahrungseinschränkungen denken die meisten nicht mehr, oder den heimlichen und unheimlichen Eßgelüsten bleiben genügend Hintertürchen sorgsam geöffnet. Viele glauben, die Natur und die göttlichen Gesetze täuschen zu können — und betrügen bloß sich selber.

Die Heilkraft des Fastens

Das Fasten wird von der Natur nicht nur als allgemeine Reinigung und meisterliches Mittel vorbeugender Gesundheitspflege angewendet. Bei schweren und leichten Erkrankungen, Vergiftungen, inneren Störungen schwindet die Eßlust. Das ist ein deutlicher Wink. Tiere und Kinder verstehen und beachten ihn sofort, und auch die Erwachsenen geben ihm eine Zeitlang gerne nach, besonders bei hohen Fiebern.

Was bezweckt die Natur, wenn sie ihre kranken Geschöpfe mahnt, nicht mehr zu essen? Natura sanat, medicus curat — die Natur heilt, der Arzt kuriert. Es ist die Natur, die Lebenskraft in Mensch, Tier und Pflanze, die heilt! Wir können diese Kraft und diesen Willen nicht „machen" oder ersetzen, nur *unterstützen* durch verständnisvolles praktisches Verhalten.

Da zeigt sich der Sinn des Fastens. Die Verdauung gibt nicht unmittelbar Kraft, *sie braucht Kraft!* Sie beansprucht viele Organe der Aufnahme und Umsetzung der Nährstoffe, der Ausscheidung der Rückstände, Schlacken, Gifte. Führen wir eine Zeitlang keine Nahrung mehr zu, so kann die Lebenskraft sich viel stärker der Reinigung des ganzen Körpers, der Heilung von Schäden und der Überwindung von Krankheiten widmen.

Ist ein Ofen voller Ruß, so brennt der Heizstoff nicht mehr richtig. Es nützt nichts, recht viel Holz und Kohlen einzufüllen, der Ofen qualmt immer stärker und kann nicht schön brennen. Das ist eine große Vergeudung von Werten und bringt doch keine Wärme. Erste Bedingung einer Besserung ist gründliche Reinigung.

Genau so ist es auch beim überlasteten, verschlackten, verschleimten Körper des Kulturmenschen. Die wenigsten halten ihren Leib innerlich und äußerlich ganz rein und frei. Die übliche Nahrung, entwertet und in störendem Durcheinander gemischt, belastet durch viele Genußgifte, bildet faulige Rückstände und Gifte mancher Art. Die widerliche Beschaffenheit der meisten Darmentleerungen beweist es eindringlich. Auch Ausschläge, Mundgeruch, Fußschweiß, Nervosität zeigen, wie sehr der Körper sich bemüht, auszuscheiden, was ihm nicht gut tut.

Was geschieht nun beim Fasten? Die Körpergewebe erfüllen verschiedene Aufgaben. Sie leisten Arbeit, sie stützen den Leib; außerdem dienen besonders die lockeren Bindegewebe und die Muskeln auch als Vorratsspeicher. In ihnen werden die überschüssigen, umgebildeten, arteigenen Endstoffe der Verdauung abgelagert für späteren Gebrauch, doch ebenso Schlacken des Abbaues, Selbst- und Fremdgifte.

Führen wir beim Fasten dem Körper keine neuen Nährstoffe zu, so greift er zur Erhaltung des Lebens auf die Vorräte zurück, zehrt sie auf, scheidet die Schlacken aus. Zuerst werden die im Blute kreisenden Nährstoffe angepackt, dann kommen die Notvorräte aus den Geweben dran. Doch bald greift der Leib in seiner großen Vernunft auch auf die Erzeugnisse mangelhaften Stoffwechsels, wie Harnsäure und Schmarotzer mancher Art. Da wird es für Krankheitskeime und Kleinlebewesen ungemütlich! Erst wenn der Körper mit allem Überflüssigen, Entbehrlichen weitgehend aufgeräumt hat, beginnt er, auch Gewebe selber abzubauen. Doch auch da wählt er sorgsam aus, was am wenigsten lebensnotwendig ist, wie Bindegewebe, dann Muskeln. Gehirn, Nerven, Herz werden bis zuletzt geschont. Mensch und Tier können 40—45 % ihres Körpergewichtes verlieren, ehe sie verhungern.

Fasten ist eine gewaltige *Operation ohne Messer.* Kein Chirurg könnte mit seinem Messer so sorgsam, allwissend und schmerzlos Schädliches entfernen und Nützliches erhalten, wie es dem fastenden Leib so leicht gelingt. Das macht die Heilwirkung des Fastens, die oft erstaunlich groß ist, verständlich.

Drei Arten Hunger

Appetit ist kein eigentlicher Hunger. Er regt sich auf die üblichen Mahlzeiten hin, ist eine reine Gewohnheitssache. Die Glocke zu Mittag, zur Vesper oder die Leere des Magens erinnern daran: du könntest wieder etwas zu dir nehmen! Es besteht keine Notwendigkeit der Nahrungszufuhr. Es ist Eßlust, Reizbedürfnis, das einen willkommenen Genuß, der wieder möglich geworden ist, anzeigt. Gibt man der Regung nicht nach, so verliert sie sich bald wieder.

Hunger empfinden wir nach einer tüchtigen Arbeit oder andern körperlichen Leistung oder nach dem Überspringen einer Mahlzeit. Er kündet sich nicht nur im Magen durch Knurren und Nervenreiz, sondern auch durch unwillkürlichen Speichelfluß und vielleicht sogar Schluckreiz an. Haben wir wirklich Hunger, so wird die Nahrung, wenn gut gekaut, auch eher richtig verdaut und aufgenommen. Hunger meldet sich in den ersten Fasttagen, bis sich der Organismus umgestellt und seine Nahrung im Körper selber zu suchen und zu finden gelernt hat. Am dritten, vierten Fasttag ist meist jegliches Hungergefühl verschwunden. Es kommt dann die herrliche Zeit ohne äußeres Nahrungsbedürfnis, die Befreiung von irdischer Gebundenheit an Magen und Leib. Der Geist schwingt sich über die Erdenschwere auf.

Gewebehunger kommt erst, wenn der Körper alle

Vorräte und leichter entbehrlichen Stoffe aufgebraucht hat und weiterhin wichtige eigene Gewebe angreifen müßte. Er meldet sich mit gebieterischer Wucht, nicht im Magen, sondern durch starkes Würgen im Schlund und Schluckreiz. Dem Fastenden und Arzt sagt er unzweideutig, der vernünftige Abbau sei beendet, es müsse wieder gegessen werden. Jetzt erst würde das langsame Verhungern beginnen, wie es schon öfter von Unglücksgebieten in China, Indien, Rußland bekannt wurde. Der unselige Krieg hat wirklichen Hunger auch schon über weite Gebiete Europas gebracht, und besonders die Kinder, die ihren Körper nicht nur erhalten, sondern auch aufbauen müssen, leiden darunter und bleiben oft dauernd geschädigt.

Wann meldet sich beim freiwilligen Fasten der Gewebehunger? Meist erst nach mehreren Wochen. Es gibt viele Fälle, die von erfahrenen Fastenärzten genau beobachtet, behandelt und schriftlich festgehalten wurden, da erst nach 7—8 Wochen der nötige Abbau erreicht war und der Gewebehunger kam. Bei *Nordwall* auf Norderney enthielt sich eine Hausmutter kurhalber während 56 Tage jeglicher Nahrung und besorgte dabei bis zum Schlusse Küche und Haushalt. *Riedlin,* der schon vor der Jahrhundertwende mit Fastenkuren begann und sie mehrere Jahrzehnte mit großen Heilerfolgen an Tausenden von oft schwerkranken Menschen durchführte, berichtet von einer Dame, die mit 56 Jahren 49 Tage fastete und am 47. Tage noch eine erste Spur Nahrung, die der Arzt ihr zu nehmen verordnete, erbrach, weil der Körper sie noch nicht wollte. Erst am 49. Fasttage blieb zum erstenmal etwas Nahrung bei ihr. Sie hatte ihr Körpergewicht von 53 auf 32 kg gesenkt, um rund 40 %. Der sehr überzeugende Fall wird auf Seite 46 dargelegt, als Beispiel und Ergebnis einer wohlgeleiteten Fastenkur.

In der ersten Fastenwoche wird pro Tag bis zu 1 kg Körpergewicht eingebüßt. Vor allem wird überflüssiges Wasser aufgeschwemmter Gewebe entfernt. Nach und nach verringert sich der gewichtsmäßige tägliche Abbau auf ein Pfund und weniger. Es werden dann mehr nur noch feste Stoffe verzehrt. *Riedlin* berichtet von einer Katze, die wahrscheinlich Gift bekommen hatte. Sie erbrach und nahm darauf volle sechs Wochen weder Speise noch Trank zu sich, lag dauernd neben dem warmen Ofen. Nach sechs Wochen leckte sie erstmals etwas klares Wasser, dem später Milch beigegeben wurde. Nun erst öffneten sich mehrere große Geschwüre, die viel Eiter ausstießen. Endlich schlossen sich diese Wunden, das Haar wuchs wieder nach (weißes statt schwarzes), die Katze genas völlig und lebte noch viele Jahre.

Die Technik des Fastens

Gründliche Fastenkuren kranker Menschen sollten nach Möglichkeit nur durchgeführt werden unter der sorgsamen Leitung von Ärzten oder Heilkundigen, die diese Heilmethode durch eigene Erfahrung beherrschten und sie mit Begeisterung und vollem Vertrauen anwenden. Viele Kurheime sind heute dafür eingerichtet. Es ist besser, wenn Kranke die Kur in einer Umgebung beginnen und beenden können, wo sie in allen Stufen der Reinigung und des Wiederaufbaues richtig ermutigt, beraten und geführt werden. Der Fastende soll nicht noch ständig gegen die Zweifel, Befürchtungen und belastenden Einflüsse einer fastenfeindlichen Umwelt zu kämpfen haben, wie das zu Hause oft genug zutrifft.

Wer schwer krank ist, soll gute fünf bis zehn Wochen für das Fasten und den Wiederaufbau zur Verfügung stellen.

Zeit muß er sich ja ohnehin nehmen, und besser kann er sie nicht anwenden. Kein Arzt kann im voraus wissen, wie lange Abbau und Wiederaufbau zu dauern haben. Es können auch Unterbrechungen nötig werden.

Nach *Riedlin* ist die Fastenkur nützlich und hilfreich bei fast allen chronischen Krankheiten, mit Ausnahme der bösartigen Geschwülste, der Schwindsucht und der Zuckerharnruhr im letzten Stadium, bei Herzverfettung, überhaupt bei Leuten, die infolge schwerer organischer Veränderungen ohnehin dem Tode verfallen sind. Doch werden auch die akuten, ansteckenden, fiebrigen Krankheiten, sogar Unfälle, Verstauchungen, Operationen durch gründliche Darmreinigung und kürzeres Fasten günstig beeinflußt und meist zu rascher Ausheilung geführt. Viele Geisteskrankheiten und nervöse Störungen und seelische Depressionen mildern sich bei Fasten- und Ausscheidungskuren oder heilen sogar aus, immer in Verbindung mit Bädern (Licht, Luft, Wasser), guter Atmung und hilfreich gesunder geistiger Führung, und es wäre besser, den richtigen Instinkt von Geisteskranken zu beachten, wenn sie die Nahrung verweigern, statt ihnen oben und unten gewaltsam das Essen einzuzwingen. Sicher würden auch solche Faster gerne wieder zu essen beginnen, wenn sich der Gewebehunger meldet. Verhungern würden sie nicht.

Wie ist nun ein richtiges Fasten zu beginnen, durchzuführen und zu beenden? Welche Störungen können eintreten, und wie sind sie zu beurteilen und zu behandeln?

Wichtig ist die geistige Vorbereitung. Durch Gespräche oder Schriften soll der Fastende zu klaren Einsichten in die Notwendigkeit oder Wünschbarkeit einer Kur und zu frohem eigenen Entschluß gebracht werden.

Körperlich ist zu Beginn eine gründliche Darmreinigung

vorzunehmen. Gut ist, vor dem Fasten 1—3 Tage nur ausscheidende Kost, Früchte zu essen, Säfte zu trinken. Zumindest ist am Vorabend ein milder Abführtee oder am Morgen des ersten Fasttages ein kräftiger wirkendes Mittel von Nutzen. *Buchinger* löst 40 Gramm gereinigtes Glaubersalz in $^3/_4$ Liter heißem Wassers auf, und läßt schluckweise trinken. Nach den kräftigen Entleerungen ist eine gründliche Darmspülung zu machen.

Technik der Darmspülung

Einläufe in den Darm sind während der ganzen Fastenzeit sehr hilfreich in der Unterstützung der Reinigung und Ausscheidung. Sie erleichtern die Kur und steigern ihre guten Auswirkungen. Wer nicht besonders krank ist, kann sich die Klistiere gut allein machen. Es gibt handliche Beutel oder Gefäße mit Schlauch, Einführrohr mit kleinem Hahn. Der Beutel mit Wasser von 37 Grad Celsius wird hoch gehängt, der Hahn ist geschlossen. Lege dich auf den Rücken, die Knie aufgestellt, oder auf die linke Keite, die Knie leicht angezogen, oder knie hin und senke den Oberkörper zur Erde. So läßt sich das Rohr leicht einführen, worauf der Hahn geöffnet wird. Es wird auch Wechsel der Körperlage bei sich folgenden Einläufen empfohlen: 1. links liegen, 2. rechts liegen, 3. Rückenlage.

Angenehm ist der Darmeinlauf im warmen Bad, auf dem Rücken oder auf der Seite liegend. Während des Fastens ist auch die äußere Hautpflege sehr wichtig und ein tägliches warmes Bad nützlich und angenehm. So kann das Klistier jeweils damit verbunden werden. Was wir beim Nichtessen an Geld sparen, dürfen wir gerne für beste Körperpflege ausgeben, es lohnt sich.

Der erste Einlauf fasse nur etwa $1/2$ Liter, damit die Kotreste des Mastdarms nicht hochgeschwemmt, sondern sogleich entfernt werden, nach wenigen Minuten. Ein zweiter Einlauf kann schon ein bis zwei Liter fassen, später sogar bis auf vier Liter gesteigert und 15—20 Minuten gehalten werden. Während des Einlaufes ist die Bauchdecke und dadurch der Darm mit den Fingern leicht oder kräftig zu kneten, besonders wenn das Wasser nicht gut weiterfließt. Auch während des Haltens, wenn sich Drang und Entleerung einstellt, kann oft durch Kneten der Druck verteilt und behoben werden. Kamillenabsud statt bloßes Warmwasser ist leichter zu halten und besonders nervösen Leuten zu empfehlen. Die Entleerung wird durch Kneten und Bauchschnellen unterstützt. Das löst auch alte Kotkrusten. Etwas Wasser bleibt meist im Darm zurück und wird vom Körper aufgesogen.

Einige Heilkundige sagen, das Wasser eines Darmeinlaufes sollte nie gewaltsam im Leibe zurückgehalten werden, es sei sofort zu entleeren, wenn sich das Bedürfnis dazu regt. Es gibt auch besondere Einrichtungen für ausgedehnte Darmbäder (Gymnacolon).

Der gesunde Körper braucht keine Klistiere. Sein Darm entleert sich regelmäßig zwei- oder dreimal am Tage, entsprechend der Anzahl seiner Mahlzeiten. Wer sich nur einmal entleert, ist verstopft. Verstopfung aber ist eine gefährliche Zerfallserscheinung vieler Kulturmenschen. Sie verseucht und vergiftet nach und nach den ganzen Leib.

Krankheit ist Gestank, Gesundheit ist Wohlgeruch!

Fasten ist die große Reinigung besonders auch für den Darm. Der Neuling wird staunen, was das tägliche Darmbad auch nach zwei, drei Wochen völliger Nahrungsenthaltung noch an Unrat und widerlichem Geruch zutage fördern kann. Bester Anschauungsunterricht! Überernährung und schlechte Verdauung bilden leicht harte Krusten in Winkeln und Windungen des Darmes, die erst allmählich durch die inneren Bäder aufgeweicht, gelöst und entfernt werden können. Das geht nie besser, als wenn keine Nahrung mehr zugeführt wird. Ist der Kaminfeger im Hause, so darf auch nicht weiter gefeuert werden. Was nur schon diese endliche Entfernung solcher Kotschichten dem Körper für eine Befreiung bringt, läßt sich denken. Wie sollte der Darm mit seinen feinen Zotten und Schleimhäuten die Nahrung richtig aufnehmen können, wenn solche Krusten ihn verpanzern? Was nützt ihm dann das „Immer-noch-mehr-essen"?

Doch nicht nur diese alten Darmschlacken hat der Einlauf auszuspülen. Das Fasten baut auch in den Körpergeweben vieles ab, was minderwertig, giftig, überflüssig oder doch entbehrlich ist. Neben dem großen auszustoßenden Abfall bilden sich auch viele Ekeldüfte, Faulgase und drängen aus dem Körper. Daher werden alle Ausscheidungsorgane stark beansprucht: Niere, Darm, Lunge, Haut, Schleimhäute. Der fastende Mensch riecht meist widerlich, ohne es selber zu merken. Zunge und Mundhöhle sind belegt, oft pappig dick, Mundgeruch und ausgeatmete Luft können faulig sein, ebenso die Ausdünstung der ganzen Haut. Der Urin ist trübe von mancherlei Satz. Vor allem ist der Darm eine natürliche Pforte zur Ausscheidung solcher Gifte und Rückstände. Das Darmbad sorgt für tägliche Säuberung. Unterbleibt sie, so kann der Körper diese Giftstoffe erneut aufnehmen und Blut und Gewebe damit überschwemmen. Übelkeit, Brechreiz, Müdigkeit, Dumpfheit im Kopfe zeigen das an.

Die Darmreinigung ist übrigens kein „unnatürliches" Hilfsmittel. Oft fressen Katze oder Hund, ehe sie aus innerem Drang zu Heilzwecken die Nahrung verweigern, noch Gras, um erbrechen und abführen und dadurch Magen und Darm gründlich reinigen zu können. Wir führen die gleiche energische Ausstoßung aller übelriechenden, schleimigen und galligen Absonderungen, bloß viel bewußter und mit bewährter Technik, täglich durch.

Wir verstehen nun besser, wie dringend nötig tadellose Körperpflege während des Fastens ist, wie sehr sie es erleichtert und viel Unangenehmes verhütet. Oft den Mund spülen, die Zunge abreiben, die Zähne putzen, täglich den Darm und den ganzen Körper warm baden, öfter auch die Kopfhaut! Sind doch auch die Haare Duftorgane! Leichtere Turn- und Atemübungen sowie Massage-, Luft- und Sonnenbäder, besonders viel frische und reine Luft Tag und Nacht! Schlafen im Freien, in Lufthütte oder doch gutgelüftetem Zimmer bei offenem Fenster!

TRINKEN. — Nimmt der Körper auch keinerlei Nahrung auf, so braucht er doch Flüssigkeit. Am besten ist frisches Quellwasser, in kleinen Schlücklein, die sich im Munde erwärmen. Am ersten und zweiten Tage hat man oft noch kein Trinkbedürfnis und soll dann auch nichts trinken. Es fördert die Entwässerung der schwammigen Gewebe. Viel zu trinken braucht man überhaupt nicht. Durch das tägliche innere und äußere Bad nimmt der Körper etwas Wasser auf. Man richte sich nach seinem Durst. Doch kann ungestillter

Durst helfen, Schlacken und Fäulnisherde rascher zu verbrennen und wird deshalb bisweilen empfohlen.

Ist gelegentlich Abwechslung und leichte Anregung erwünscht, so kann statt Wasser ein dünner, warmer, einheimischer Kräutertee getrunken werden, natürlich immer ohne Zucker oder Honig. Man mache sich alles so schön und angenehm als möglich. Auch etwas Saft einer frischen Zitrone kann gestattet werden, bei Herzstörungen oder unausweichlichen, größeren körperlichen Anstrengungen etwas Honig, der ohne Schlackenbildung rasch ins Blut und in die Muskeln übergeht. Doch als Regel gelte: nur Wasser. Eine Zitronenscheibe, im Mund gehalten, desinfiziert und stärkt die Ausscheidung.

Darf der Fastende *arbeiten* oder soll er im Bett liegen? Da möge er sich ganz nach seinen Kräften und seinem Wohlbefinden richten. Wer meist vernünftig lebt und nicht übermäßig verschlackt ist, wer ohne eigentliche Erkrankung sein jährliches Reinigungsfasten durchführt, wie den Frühjahrsputz seines Wohnhauses, der kann oft seine gewohnte Arbeit leicht gemäßigt weiterführen, bis zu mehreren Wochen. Doch soll er sich vor jeder körperlichen Überanstrengung hüten. Es kann sein, daß Herz und Lunge schon nach einer Woche ein rasches Treppensteigen nicht mehr gestatten, daß man sich mehr Zeit dazu nehmen muß. Da gilt es, vernünftig Maß zu halten. Fasten heißt: Genesung oder Erholung. Der Leib ist innerlich so stark und voll beschäftigt, daß wir ihm äußerlich Ruhe geben, ihm nicht noch zu viel Kräfte rauben.

Leichte Bewegung, Spaziergänge ohne große Steigungen, Besuch von Konzerten, Theater, Ausstellungen, alle frohen Ablenkungen sind dem Fastenden zu empfehlen, wenn er dazu Lust hat und sein Mundgeruch nicht so widerlich ist, daß er andere Leute belästigen müßte. Auch eignet sich diese Zeit der Abwendung von Bauch- und Erdenschwere, der Verinnerlichung oft vorzüglich für geistige Arbeit aufnehmender oder gestaltender Art. Nur ist dabei zu bedenken, daß die aufgerüttelten und auszuscheidenden Gifte in Blut und Hirn kreisen. Endgültigen Abschluß geistiger Arbeiten und wichtige Entschlüsse und Entscheide soll man während des Fastens daher vermeiden. Sie sollten einige Wochen nach Beendigung des Fastens in Ruhe nachgeprüft werden.

WÄRME. — Das Essen ist bei uns meist zu reichlich und gibt durch die Verbrennung eine übersteigerte innere Wärme. Das Fasten schaltet sie aus. Daher friert der Fastende leicht, besonders bei Beginn der Kur und zu Krisenzeiten. Wärme ist Leben, Kälte ist Tod. Der kalte Wasser- oder Luftreiz ist nur wichtig, wenn er die Eigenwärme des Körpers zu verstärkter Reaktion bringt.*) Der Fastende soll nie frieren oder frösteln. Notfalls muß er durch äußere Wärmezufuhr nachhelfen: durch Sonnenbäder, warme Vollbäder, warme Kleidung, geheizte Zimmer, warmes Bett mit genügend Wärmflaschen (und bei frischer Atemluft!). Heiße Bäder dürfen nur kurz sein, da sie während des Fastens das Herz zu sehr beanspruchen. Atemkraft ist wirksame Hilfe.

RUHE UND SCHLAF sammeln die Kräfte, die der geschwächte Körper für die Ausscheidung der Schlacken und Krankheitsstoffe so dringend benötigt. Das fastende Tier, das ja immer nur bei schweren Störungen die Nahrung verweigert, liegt in der Sonne oder am Ofen und bewegt sich möglichst wenig. Muß jemand aus Schwäche im Bett liegen, so können leichte Ganzmassagen die fehlende Bewegung etwas ersetzen.

---

*) Genaue Anleitungen in WZ, „Heilendes Baden"

Man kann zu *jeder Jahreszeit fasten.* Spätwinter und Frühjahr bieten manche natürliche Vorzüge, wie einleitend dargestellt wurde. Doch bietet der Sommer mit seiner Wärme und seinen frischen Beeren und Früchten für den Wiederaufbau viele Erleichterungen. Oft werden berufliche Notwendigkeiten oder krankheitliche Zustände den Ausschlag geben müssen. Auch im strengsten Winter läßt sich in warmer Wohnung und bei guter Pflege leicht fasten.

Kinder sind zu freiwilligem Fasten meist nicht fähig, da ihnen die nötige Einsicht und Selbstbeherrschung noch fehlen. Um so energischer verweigern sie in akuten Krankheiten die Nahrung und handeln damit vernünftiger als viele Erwachsene, die sich von der besorgten Umgebung zu „kräftiger Kost" verleiten lassen, um ja nicht „schwach" zu werden. Das wachsende Kind ist auch noch nicht so verschlackt und benötigt das Fasten weniger. Bei Übertreibung könnte es, weil im Wachstum begriffen, eher Schaden erleiden als der ausgewachsene Mensch. Auch Schwangerschaft ist zum Fasten nicht günstig, so wenig wie zum Mästen!

Merkwürdige Tatsachen

Lehrreich ist, daß gegen Ende einer Fastenkur die Eigenwärme des Körpers oft wieder besser wird, daß das Frieren und Frösteln sich verliert. Die fortschreitende Gewebereinigung bringt wieder Sauerstoff-Kohlenstoff-Gleichgewicht, dies reguliert die Körpertemperatur und führt sie auf ihre gesunde Mittellinie. Fieber wie auch Untertemperatur werden überwunden. Das beweist, daß das Fasten ein natürlicher Vorgang ist. Es gibt kein biologisch einwandfreieres Heilverfahren.

Riedlin ist der Auffassung, Lebenskraft und Lebenswärme

seien unabhängig von der Ernährung. Aus reicher Erfahrung berichtet er: „Wir sehen, daß beim Fasten sich die Energie nicht vermindert, sondern in dem Maße erhöht, als das Fasten seinem natürlichen Ende zugeht. Dementsprechend erhöht sich auch die Körperwärme. — Beim Fasten fühlen sich Viel- und Oftesser und Leute, die starke Reizmittel gebrauchen, *nur im Anfang schwächer*, bis sie sich des Reizes durch die früher im Übermaß genossene Nahrung entwöhnt haben. Richtige Vegetarier und äußerst mäßig lebende Menschen überhaupt fasten spielend leicht und beweisen auch damit, daß die *Nahrung über den Zweck der Gewebeergänzung hinaus nur mehr ein Reizmittel ist.* Beim fortschreitenden Fasten verschwindet diese Schwäche, und am Ende fühlt ein vorher verhältnismäßig gesunder Mensch sich frischer und leistungsfähiger als in den ersten Tagen. Ja, er vermag oft ohne Nahrungsaufnahme oder nach einem kleinen Imbiß seine eigenen früheren Rekorde in irgendeiner Sportart zu schlagen, und zwar, *bevor* der Imbiß verdaut ist. Das ist wieder ein Beweis, daß es nur der Anregung der Verdauungstätigkeit, also einer *Kraftausgabe* bedarf, um sofort wieder einen *Kraftzuwachs* zu empfinden, — subjektive Täuschung! Umgekehrt fühlen wir uns an Ruhetagen, wenn die Peitsche der Pflicht nicht auf uns herabsaust, schlaffer und energieloser, obwohl wir bei vernünftigem Verhalten (Schlaf und Ruhe) Kraft aufspeichern (latente Energie). *Die Nahrung ersetzt also nur die Gewebe, hat aber mit der Krafterzeugung unmittelbar nichts zu tun.* Je größer der Gewebeverlust durch die Tätigkeit war, um so größer muß natürlich auch die Menge der zugeführten Nahrung sein."

Die große Entlastung des Körpers und die Bereitstellung seiner Kräfte für Reinigung und Heilung zeigt sich auch darin, daß schon nach wenigen Fasttagen der Puls von 70 bis auf rund 40 Schläge in der Minute sinken kann. Das bringt besonders dem Herzen eine große schonende Ruhepause. Die Blutverteilung wird besser, der zu hohe Blutdruck vermindert sich. Bei starker Anstrengung, die tunlichst zu vermeiden ist, steigt der Puls bis auf 100 oder 120 Schläge, beruhigt sich jedoch bald wieder. So greift das Fasten in alle Bereiche körperlicher Tätigkeit, in milder, heilender Form. Auch die Leber kann sich in solcher Ferienzeit weitgehend erholen. Ebenso kommen die sexuellen Triebe, die so oft dauernd überreizt sind, zu wohliger Ruhe.

Auch die Beschaffenheit des Blutes kann sich während des Fastens bessern. *Luciani,* Professor der Physiologie in Florenz, ließ einen Mann namens *Succi* unter strenger Aufsicht dreißig Tage fasten. Am ersten Fasttag betrug die Zahl der roten Blutkörperchen pro Kubikmillimeter 4 526 000, am 29. Fasttage dagegen 4 805 000. Succi machte am 12. Tage einen Dauerlauf von 8 Minuten mit drei jungen Studenten um die Wette und bestritt am 23. Tage zwei Gänge Säbelfechten mit Ausdauer, Kraft und Gewandtheit.*)

HARNSÄURE wird während des Fastens im Urin viel ausgeschieden. *Riedlin* erwähnt drei Quellen: abgelagerte Harnsäure, Harnsäure als Verbrennungsprodukt der weißen Blutzellen und Harnsäure durch Verbrennung der Zellkerne eingeschmolzener Gewebe. Zeigt sich bei Beginn der Fastenkur ein Harnsäuregehalt von 0,4 Gramm auf einen Liter Urin, so steigt er im Laufe einer Woche auf 2—3 Gramm; doch ist die wesentlich verringerte Tagesmenge Urin während des Fastens in Rechnung zu ziehen. Gegen Ende des Fastens klärt sich der trübe, lehmwasserartige Urin mit dem

*) Mitgeteilt von *Segesser* aus dem Werke Luciani, Das Hungern, Studien und Experimente am Menschen.

Bodensatz wie Ziegelmehl, und der Gehalt an Harnsäure vermindert sich von Tag zu Tag, um am Schluß einer richtig durchgeführten Fastenkur unter 0,2 g zu fallen.

Krisen

Wer durch schwere Krankheit zu gründlichem Fasten geführt wird, muß mit mancherlei Störungen im Verlaufe rechnen. Nicht nur hat der Körper viele Schlacken, Gifte und Krankheitsstoffe auszuscheiden. Am hartnäckigsten und gefährlichsten ist die Entfernung der Rückstände an Giften und Metallen, die durch viele allopathische, grobe oder betäubende Drogen und Arzneien (Jod, Arsen, Quecksilber) dem Leibe vor kürzerer oder längerer Zeit zugeführt worden sind. Auch die Genußgifte und besonders die Impfgifte gehören hierher. *Riedlin* berichtet:

„Meist genügt ein Fasten von 21—28 Tagen, selten ein 14tägiges. Ich habe wiederholt Fastenkuren bis zu 42 Tagen geleitet, aber nur eine von 49 Tagen. Man glaube ja nicht, daß diese tiefgreifende Operation immer so glatt ablaufe! Es kommen vielmehr Zustände vor, wo man als Fastenleiter im Bewußtsein seiner Verantwortlichkeit in die größte Aufregung versetzt werden kann."

In der Hetze des Alltags versucht der Körper in Notwehr viele Gift-, Krankheits- und Abfallstoffe vorerst festzulegen, einzukapseln und dadurch unschädlich zu machen. Nun greift das Fasten alle diese Rückstände immer kräftiger an, wirbelt sie auf und versucht sie auszustoßen. So können manche Leiden, die scheinbar längst verheilt waren, wieder ausbrechen, für kurze Zeit, um nun erst von Grund auf ausgeheilt zu werden durch wirkliche Entfernung aller verborgenen Herde, Eiterlager unter toten Zähnen und in kranken

Mandeln sind die bekanntesten Gefahrenherde. All das führt zu Erscheinungen der *Rückvergiftung.* Reinigende Schübe kommen oft stoßweise und verursachen dann während Stunden oder Tagen Krisen, die meist bald wieder abklingen und die wissend, mit überlegenem Humor durchzuhalten sind.

Wirken die Selbst- und Fremdgifte, die nun wieder im Blute kreisen, auf das Gehirn, so rufen sie Benommenheit, Müdigkeit, Kopfschmerzen hervor. Kalte Hände und Füße, Frieren, Schüttelfröste zeugen von stärkerer Vergiftung. Belastete, schlecht verheilte Organe und Körperteile beginnen wieder zu schmerzen. Seelische Depressionen können jegliche Lebensfreude, jedes Vertrauen in den Sinn des Fastens und in baldige Besserung und Genesung schwer stören.

Da muß nun der Fastende selber sich den klaren Kopf zu bewahren suchen und sich sagen: Durchgangserscheinungen! Wieder ein Schub der notwendigen Säuberung! Morgen ist es wieder besser! Er macht einen Spaziergang, liest etwas Schönes, spielt Musik, lenkt sich ab. Vor allem der Fastenleiter hat hier eine wichtige Aufgabe der Ermutigung, der seelischen Stützung zu erfüllen. Durchhaltekraft und Erfolg sind davon abhängig.

Die HERZTÄTIGKEIT ist sorgsam zu überwachen, besonders bei geschwächtem Organ. Es braucht nicht viel zu einer Überanstrengung, und Herzklopfen, Schwindel, Ohnmacht können die Folge sein. Wer vorsichtig ist, wird jedoch solche Störungen vermeiden können.

VIEL SCHLEIM wird ausgestoßen, vor allem durch die Organe, die am meisten belastet und von früheren Leiden geschwächt sind. Da bringen Bäder, heiße Wickel, Spülungen und Sauberkeit Erleichterung. Sehr unangenehm, wenn auch nicht so häufig, ist das ERBRECHEN VON GALLE.

Diese vorzügliche Schutzmaßnahme des Körpers ist an sich harmlos. Das Pfortaderblut ist der venöse Abfluß aus den Eingeweiden und Unterleibsorganen. Es wird ins feine Haargefäß der Leber geführt, und diese bildet daraus die Galle. Führt die Pfortader durch das Fasten der Leber besonders viele Gifte zu, so treten diese in die Galle über, die stark verunreinigt und verschärft wird. Trifft diese in den Darm, der durch das Fasten leer ist, so daß kein Nahrungsbrei wie sonst die Galle auffangen kann, so reizt sie den Darm, er zieht sich krampfartig zusammen und drängt die Galle nach dem Magen, der sich ihrer durch Brechen entledigt. Das ist an sich sehr zweckmäßig, kann doch jetzt die Galle mit all ihren Giftstoffen nicht vom Darme aufgesogen werden und den Körper ein zweites Mal vergiften. Wer das erfaßt hat, spuckt seine Galle mit grimmigem Humor aus! Warmes oder heißes Wasser kann getrunken werden, um die Brühe zu verdünnen.

Allerdings möge sich niemand durch die Aufzählung solcher Krisenmöglichkeiten nun von jedem tapferen Versuch abschrecken lassen! Man kann doch ruhig beginnen, da sich ein Fasten, wenn es zu schlimm werden sollte, jederzeit leicht abbrechen läßt. Oft gibt eine Tasse Tee mit Zitrone schon wieder ein anderes Gefühl. Nimmt man jedoch Fruchtsäfte oder Früchte, so stellt sich der Körper im Handumdrehen wieder auf „normal" um, und die Leiden und Depressionen verflüchtigen sich sehr rasch. Das ist angenehm und beruhigend, daß wir notfalls so leicht wieder umstellen können.

Ist ein solch abgebrochenes Fasten nutzlose Mühe und verlorene Zeit? Keineswegs! Der Körper bleibt befreit von allem, was er bereits ausgeschieden hat. Essen wir noch einige Tage mehr leichte ausscheidende Kost, Früchte, die nun herrlich schmecken, so wird die Reinigung weitergeführt. Haben wir erneut Mut und Kräfte gesammelt, so kann ein zweiter Fastenanlauf genommen werden. Der Körper setzt die Reinigung fort, wo er verblieben ist, und wahrscheinlich kommt er diesmal ein gutes Stück weiter. So kann ein Fasten ohne weiteres auf mehrere Abschnitte verteilt werden. Es braucht nur etwas längere Zeit.

Jede übersprungene Mahlzeit, jeder einzelne Fastentag bringen Gewinn! Der Freitag ist der beste Tag zum Fasten, er ist der Be *frei*-tag als Brücke zum *Sonn*-tag. Frisch gewagt ist halb gewonnen!

Wieder essen!

Früher oder später wird der Fastende doch wieder zu essen beginnen müssen, sei es aus äußren oder innern Gründen, vorzeitig oder weil der Gewebehunger das Endzeichen gibt. Wunderbar ist das Erleben für den Fastenden, wenn er die Kur bis zum Ende, bis zur Heilung, bis zum wahren Hunger durchführen kann. In den letzten Tagen verschwindet alles Frieren und Frösteln, Hände und Füße werden wohlig warm, die Zunge wird rosig frisch und rein, Atem und Haut riechen würzig, fast wie Blüten und Früchte, der Urin ist klar geworden. Das Auge blickt hell und lebensfreudig in die Welt, und der ganze Mensch ist in dankbarer, demutvoll ergriffener Stimmung, zu allem Guten aufgelegt, wunschlos glücklich. Solche Genesene strahlen Reinheit aus an Leib und Seele.

Doch auch bei vorzeitigem Abbruch des Fastens schmeckt das Essen herrlich, so gut, daß es oft viel Kraft braucht, das nötige gesunde Maß einzuhalten. Dabei ist jetzt die günstigste Zeit, sich vernünftige Nahrungswahl und Eßsitten anzugewöhnen, anzuerziehen. Schmeckt doch auch die geringste Speise nun besser als früher der ausgesuchteste Lekkerbissen.

Zum Eßbeginn ist Leinsamentee mit Zitronensaft zu empfehlen. Er ölt die Verdauungswege leicht ein und macht sie für die neue Arbeit bereit. Doch kann auch mit frischen Fruchtsäften, Orangen, Äpfeln, oder mit dem Saft eingeweichter Trockenfrüchte begonnen werden. Andere wieder vertragen eine Schleimsuppe irgendeiner Getreideart (Reis, Gerste) am besten. Wer einen Tag oder mehrere Tage nur Früchte oder Säfte nimmt, was nicht so schwer fällt, führt die Ausscheidung noch weiter und kommt zu einem allmählichen Übergang, was manche Vorzüge bietet. Er dämmt dadurch auch etwas die Gefahr des Zuviel-essens ein. Es ist klar, daß alle Organe der Verdauung, des Stoffwechsels, alle Drüsen als Saftquellen sich wieder einarbeiten müssen und durch plötzliche Überlastung *schwere Schäden* erleiden können. *Straffe Beherrschung und Mäßigung* sind in den ersten Tagen und Wochen *dringend nötig!* Sie sind *schwerer* und *wichtiger* als das Fasten selber!

Auf alle Fälle sollten in den ersten Eßtagen Frucht- und Gemüsesäfte, Salate, dann auch Schleim- oder Gemüsesuppen, später Kartoffeln, erst noch später Nüsse und Vollkornbrot die Hauptnahrung bilden. Am besten ist, wenn die Ration, die sich langsam steigert, im voraus bereitgestellt und zugeteilt wird, zu Hause sowohl als im Kurheim. Der verfeinerte Geschmack des reingefasteten Menschen darf ruhig die Auswahl bestimmen. Die Vollernährung ist in 5—8 Tagen zu erreichen.

Oft sind in den ersten Tagen der Nahrungsaufnahme Klistiere noch nützlich, bis der Darm richtig arbeitet. Erst dann ist schwere Kost zu gestatten. Bei Störungen hilft Leinsamentee mit Zitronensaft, ebenso täglich 1—2 Löffel Olivenöl.

Buchinger gibt als Nahrungsbeginn am Nachmittag einen Apfel und am Abend eine einfache Kartoffelsuppe.

Die gereinigten Gewebe nehmen die zugeführte Nahrung mit großer Kraft auf, während sie vorher im Zustand chronischer Verschlackung und Vergiftung trotz reichlicher Nahrungszufuhr an Unterernährung litten. So kommt nun auch das Körpergewicht auf sein gesundes Maß. Magere Menschen nehmen nach dem Fasten zu, werden schwerer als zuvor, während vorher Fette der schlanken Linie näher bleiben, falls sie nicht in die alten Fehler ungezügelter Eßlust zurückfallen.

Im allgemeinen brauchen wir für den Wiederaufbau aller Gewebe mehr Zeit als für Reinigung und Abbau des Fastens. Auch nach der Nahrungsaufnahme geht der Ab- und Umbau im Körper noch weiter. Der fastende Organismus beraubt sich nicht aller Stützen, auch wenn sie dringend ausgebessert werden sollten. Erst wenn er nun neue und bessere Baustoffe bekommt, schmilzt er auch solche Gewebe ein und richtet sie neu auf, was sich durch Ansteigen der Harnsäure im Urin deutlich zeigt. Wie wunderbar weise und zweckmäßig arbeitet doch die Lebenskraft, die Naturheilkraft, die unsern Leib aufbaut und erhält und in kranken Tagen auch heilt!

Mässigkeit

„Nur dann hat die Fastenkur dauernden Wert, wenn sie den goldenen Mittelweg der Mäßigkeit einleitet. Man kann nicht immer fasten, wohl aber immer mäßig essen und macht dadurch weitere Fastenkuren überflüssig." *(Riedlin)*

Nicht was wir essen, nützt uns, sondern nur das, was der Körper davon zu verwerten vermag.

WAS sollen wir essen? Zur Hauptsache frische Früchte, Salate, Nüsse, Wurzeln, Kartoffeln, Brot und Gerichte aus Vollgetreide. Alles, was wir aus Garten und Acker brauchen, sei biologisch vollwertig gezogen. Kompost und Steinmehl zur Bodenverbesserung, nicht Mist und Jauche in stinkendem Zustande und Kunstdünger als vorwiegende Treibmittel!*) Viele Wildkräuter essen, sammeln, trocknen! — Milch und ihre Produkte sind für erwachsene Menschen entbehrlich oder nur mäßig zu genießen. — Ganz gemieden sollen oder können werden: Alkohol, Tabak, Bohnenkaffee, Schwarztee, Fleisch, Geflügel, Fisch, Eier, Kakao, Schokolade, Weißzucker. Beste Süßstoffe sind: reife Beeren und Früchte, Trockenfrüchte, ohne Kunstzucker eingedickte Fruchtsäfte (Konzentrate), Honig.

WIE sollen wir essen? Der Körper muß alle Nährstoffe aufnehmen, aufbauen, sich angleichen und die Abfälle ohne Schädigung ausstoßen können. Diese wichtige Arbeit der Verdauung können wir bewußt nur unterstützen, solange wir die Nahrung noch nicht geschluckt haben. Daher ist *gutes Kauen* so notwendig und wirksam. Alle Nährstoffe sollen im Munde zu dünnflüssigem Brei zerkaut und ganz mit Speichel durchsetzt werden. Die mechanische Zerkleinerung erleichtert dem Magen seine Arbeit sehr. Die Speise, ob kalt oder warm, bekommt im Munde die gewünschte Körpertemperatur. Die Fermente des Speichels helfen viele Nährstoffe chemisch aufschließen, wandeln Stärke in Zucker.

Vor allem sind auch die *flüssigen* Nährstoffe wie Suppe, Süßmost, Milch nur in kleinen Schlücklein in den Mund zu nehmen und gründlich zu „kauen“, zu durchspeicheln. Sie gewinnen dadurch viel an Verdaulichkeit. Auch offenbaren

*) Siehe WZ, Kampf um Steinmehl, Mutter Erde.

sie uns erst dann ihren richtigen Geschmack und bieten uns hohen Genuß.

Zu Beginn des Jahrhunderts hat der Amerikaner *Horace Fletcher* das gründliche Kauen mit derartiger Begeisterung bekannt gemacht, daß seither von „fletschern" gesprochen wird. Diese sorgsame Verflüssigung und Durchspeichelung aller Nahrung im Munde benötigt reichlich Zeit und Ruhe; doch kommt der Körper auch mit bedeutend weniger Nahrung aus. Magen und Darm, doch auch Leber, Niere und andere Organe werden entlastet. Die gute Aufschließung und sparsamste Zuführung verhüten die Bildung von faulenden Rückständen und Ekeldüften, von stinkenden Kotmassen im Dickdarm, wie sie sonst den Leib so sehr vergiften und reinigendes Fasten nötig machen.

Es hat sich gezeigt, daß der gutkauende Mensch nicht nur mit rund der Hälfte der Nahrungsmenge, die ein Vielesser benötigt, auskommt, sondern daß diese Eßart auch den Geschmack sehr verfeinert und dadurch eine gesunde Auswahl erleichtert. Er wendet sich immer mehr den reinen, natürlichen, einfachen Nahrungsmitteln zu, spürt notfalls ihren schlechten biologischen Gehalt und ihre Entwertung durch künstliche Behandlungen. Wie viele Vorteile ergeben sich hier, wie große Einsparungen, gesundheitliche und wirtschaftliche Gewinne gerade in Kriegs- und Notzeiten mit ihren Rationierungen, die der Durchschnittsmensch als knapp, der Gutkauer als voll genügend empfindet! Wenigstens in der Schweiz! Da kann es um Leben und Tod gehen!

Wir leben nicht von den groben Stoffen, von den sichtbaren Mengen der Nahrung, sondern von den unwägbaren energetischen Kraftstoffen der Speisen, und das mechanische Zertrümmern durch bestes Kauen hilft diese Energien befreien und nutzbar machen. Der gesunde Mensch hält sein

Gewicht. Was er an Menge zuführt, entfernt er auch dauernd. Fettsucht gilt als Drüsenleiden, Abmagerung als Krebssymptom. Als „Betriebsstoff" holen wir elektromagnetische Kräfte aus der Nahrung. Der grobstoffliche Mensch heizt mit viel „Holz und Kohle", Qualm und Ruß mit Gestank. Der geistige Mensch einer lichtern Zukunft wird seine Kraft und Wärme immer mehr aus „Luft und Liebe" nehmen können, aus Atem, Duft und Güte. Wie Nikolaus von der Flüe!

Die Angewöhnung steten guten Kauens braucht eisernen Willen und ist den meisten Menschen der gehetzten, aufgeregten Gegenwart leider nicht möglich. Doch soll jeder ernste Mensch um das Ziel und seine Möglichkeiten wissen und sich immer wieder um bedächtig gutes Kauen redlich mühen. Jede Annäherung bringt Gewinn. In wirklichen Notzeiten aber werden wir noch manches lernen, was wir in Jahren gedankenloser Fülle nicht zu verwirklichen vermochten. Not lehrt nicht nur beten — vielleicht auch noch kauen!

Leichtere Fasten

Wir haben das große heilende Fasten mit seinen hohen Möglichkeiten und seiner Technik zur Darstellung gebracht. Nun wissen wir, daß es immer nur wenige sind, Auserwählte, die sich zu dieser heldischen Kur aufraffen, so einfach und natürlich sie auch ist. Die Krankheitsnot muß schon groß und aussichtslos sein, ehe der übliche Mensch sich entschließt, diesen letzten Ausweg zu versuchen.

Nun gibt es mäßigere Formen des Fastens, die auch schon viel Gutes mit sich bringen, die viel mehr Menschen leichter möglich sind und deren Wirkungen in Kenntnis des großen Heilfastens gut verstanden werden können. Wir bieten einige bescheidene Anregungen.

Schmeckt jemandem das einfache Essen nicht, möchte er mehr als ein Gericht, hat er keinen richtigen Hunger, ist er wählerisch, so hat sich als vorzügliches, billiges und gefahrloses Heilmittel bewährt: eine Mahlzeit oder einen Tag fasten! Hunger ist der beste Koch — warum nicht seine wertvollen Dienste sich gefallen lassen! Wie viele lassen es nie zu einem herzhaften Hunger kommen! Keine Gelegenheit, wieder etwas zu schlucken oder zu schlecken, darf versäumt werden! So kommen Magen, Körper, Geist nie zur Ruhe — und die Gesundheit muß leiden. Da ist für *jedermann* eine erste sinnvolle Gelegenheit zu einem — Fasten!

Öfter wird schon das MORGENFASTEN durchgeführt. Man ißt bis Mittag nichts. Dadurch gewähren wir dem Magen eine um mehrere Stunden verlängerte Ruhezeit. Er kann sich einmal am Tage völlig leeren und entspannen. Jahraus, jahrein muß er unermüdlich seine Arbeit tun. Und wie viel schlimmen Ballast muß er bewältigen! Es läßt sich gut vorstellen, wie gut ihm — und damit uns! — eine freundliche Pause tut. Sie kann schweren späteren Schäden vorbeugen helfen.

Eine schwächere Art des Morgenfastens besteht darin, daß wir nur reifes, frisches Obst essen, gut gekaut und eingespeichelt. Oder wir trinken Säfte. Das regt an und belastet doch wenig. Der Magen ist leicht, der Kopf frei für geistiges Schaffen. Wer sich einmal daran gewöhnt und die anfängliche Leere überwunden hat, wird den ganzen Morgen viel froher und besser arbeiten und mit herzhaft gesundem Hunger zum Mittagessen kommen. Wer es beruflich kann, wird dann mit Gewinn seine *zwei* täglichen Mahlzeiten etwas verlegen auf etwa elf und siebzehn Uhr. Kinder im Wachstum und Schwerarbeiter nehmen meist besser ein leichtes Frühstück ein, doch nicht kurz nach dem Aufstehen.

Zwischenmahlzeiten sind durchwegs entbehrlich, wenn auch beim Bauern und seinem langen Arbeitstag als alte Gewohnheit verständlich. Oft bringt das z'Nüni und z'Vieri mehr die willkommene Arbeitspause oder dient der Stillung des Durstes.

Der Sonntag, der Tag des Herrn, der Besinnung, der Verinnerlichung, der Gottverbundenheit wird bei uns meist gefeiert durch Noch-mehr-als-sonst-essen. Mehr Fleisch, mehr Gerichte, mehr Arbeit im Geschirrwaschen — ein barbarischer Zustand veräußerlichter Genußsucht! Wäre nicht viel edler und sinnvoller, an diesem geheiligten Tage zu fasten! Oder doch sich einmal mit Früchten, mit Rohkost, mit trokkenem Brot zu begnügen? Früh morgens hinaus in Wälder und Berge, ohne Frühstück, zu frohem Wandern und Singen! Unterwegs atmen wir die herrliche frische Luft, freuen uns der Natur und stiller Menschen auf dem Lande, sammeln etwas Wildkräuter und essen sie abends daheim auf trockenem Brot! Welch herrliche Müdigkeit! Welch köstlicher Schlaf!

Obstfasten. — Beeren und Früchte enthalten wenig Eiweiß, bauen wenig auf und scheiden viel aus. Es sind mehr Säfte mit Vitaminen und Mineralstoffen. Daher ist es eine milde, angenehme und doch gut wirkende Form des Fastens, eine Mahlzeit, einige Tage oder auch zwei Wochen nichts als Früchte zu essen, wenn sie gerade in der Reife stehen. Dazu eignen sich die meisten Beeren, besonders gut Kirschen, Trauben, Äpfel, um nur an einheimisches Obst zu denken. In Ferienzeiten kann Bauern in der Kirschen- oder Weinlese geholfen und das Nützliche mit dem Angenehmen ohne Kosten und hilfreich verbunden werden.

Doch auch in der Stadt lassen sich solche Kuren leicht durchführen. Das Geld, das sonst für die vielen Speisen des reichgedeckten Tisches ausgegeben wird, wandert für einige Tage zum Kirschen- oder Weinbauern oder zu seinen Verkäufern, wir kaufen korbweise verbilligt ein, und wieder haben wir ohne Mehrauslagen eine herrliche, köstlich mundende Kur. Darm und Leib werden durchspült von reinen Säften voller Lebenskraft, die wenig Schlacken bilden und mächtig reinigen. Wie leicht wäre es doch für viele, mit gutem Willen und etwas Verstand gesund, froh und leistungsfähig zu werden und es zu bleiben!

ELIMINATIONS-KUR. — Aus Nordamerika kam gegen Ende des letzten Jahrhunderts das Heilfasten zu uns, durch die Erfahrungen und Werke der Ärzte *Dewey* und *Carrington*. Dort wurde später auch die Kur der Elimination, der Ausscheidung gefunden und erprobt, die eine Art Fasten mittels Frucht- und Gemüsesäften darstellt. Reichlich genossen werden der Saft von Orangen, Zitronen und Grapefruits, sowie eine „Kalium-Brühe", eine nur leicht gekochte und durchgeseihte Gemüsesuppe aus mancherlei Kräutern, Möhren, Tomaten. Streng gemieden werden alle Fett-, Eiweiß- und Stärkemehl-Stoffe, auch Kochsalz. Nach 7 bis 10 Tagen beginnt der neue Aufbau. Fasten versäuert vorübergehend den Körper, durch Verzehr eigenen Gewebes. Dem läßt sich durch Gemüsesäfte und Kartoffelwasser (Waerland) entgegenwirken, besser als durch Obst.

Mayr, Arzt in Wien, ist mit 80 Jahren noch frisch und tätig und ein Meister leichter wie auch gründlicher Fastenkuren. Er reinigt durch Darmgymnastik und Bauchmassage vor allem den trägen Darm und führt ihn zu voller eigener Tätigkeit. Zu dessen Entlastung verordnet er anfangs als Schonkost etwas Milch und trockene Semmel, sehr gut gekaut und durchspeichelt. Gute Verdauung zeigt nach Mayr folgende Merkmale:

1. Darmentleerung verschmutzt nicht und ist ohne Gestank. Klosettpapier ist ganz überflüssig, gleich wie bei jedem gesunden Tier.

2. Die Haut des Gesichtes ist rosig, frisch, straff, ohne Fältchen, auch im hohen Alter (so ist es bei Vater Mayr!), der Mund wohlgeformt, das Auge strahlend.

3. Die Haltung ist aufrecht, der Gang und alle Bewegungen sind beschwingt, der Atem strömt ruhig und groß, der Geist ist wach, das Wesen gütig.

4. Der Bauch ist flach und schön geformt, auch beim Kleinkind.

5. Kein Organ, keine Zelle des Körpers sind krank oder leistungsschwach.

Für Kranke und Gesunde gilt als allgemeine Regel: Iß wenig und in langen Abständen, kaue gründlich und speichle auch Flüssigkeiten gründlich ein. Laß das Nachtmahl weg. Hauptmahl am Morgen oder Vormittag, leichteres Mahl am Mittag oder frühen Nachmittag, damit bis zum Abend alles verdaut ist. Der Schlaf ist dann viel ruhiger, tiefer, kürzer, gesegneter und schenkt neue Kräfte. Früh zu Bett und früh auf!

Bericht in DEB-2 und späteren Heften.

Rosendorf, Arzt in Wien, kann mit 85 Jahren noch ärztlich wirken und sportlich leben. DEB-12 brachte einen ausführlichen Bericht. R o s e n d o r f fand als Kernursache verschiedenster Leiden die Magenerweiterung. Er läßt fasten, verordnet Geschlechtsbäder nach Kuhne (siehe „Lebe gesund"), benützt Homöopathie und Canthariden-Pflaster und schlägt vor:

1. Täglich höchstens dreimal etwas essen. Die Pausen zwischen den Mahlzeiten dürfen nie kürzer sein als fünf

Stunden. Das Abendessen soll wenigstens zweieinhalb Stunden vor dem Schlafengehen eingenommen werden. So kann der Magen sich erholen und kräftigen Magensaft bilden. (Ideal wären zwei Mahlzeiten etwa um zehn und vier Uhr.)

2. Täglich mindestens zweimal Darmentleerung. Bei Verstopfung während mindestens sechs Wochen täglichen Darmeinlauf mit reinem Wasser von 35 Grad Celsius und heißen Dampfkompressen auf dem Bauche zur Aufweichung verhärteter Kotmassen.

3. Bauchmassage jeden Morgen sofort nach Erwachen, im Bett. Liege auf dem Rücken, Knie leicht erhöht, damit die Bauchmuskeln völlig entspannt sind. Massiere mit eigenem Handteller.

a) Setze den Handballen einer Hand auf die Mittellinie des Körpers unter das Brustbein in die Magengrube und streiche mit leichtem Druck hinunter bis etwa unter den Nabel. Tue dies in raschem Wechsel beider Hände. Dies bringt Kräftigung und Verkleinerung des Magens. Dauer zwei Minuten.

b) Lege eine Hand auf die andere und kreise mit leichtem Druck um den Nabel in Richtung des Uhrzeigers. Dies massiert den Dünndarm. Dauer eine Minute.

c) Massiere in gleicher Art den Dickdarm durch große Bauchkreise. Dauer zwei Minuten.

Wer die Massage täglich während 2—3 Monaten durchführt und zugleich die andern Regeln erfüllt, wird seine Magenerweiterung beseitigt haben.

4. Alle Speisen müssen sorgsam zerkaut und im Munde ganz mit Speichel durchsetzt werden, wie Fletcher es verlangt. Zu bevorzugen sind Früchte, Salate, Vollkorn, Sauermilch, Honig. Verboten sind Tabak, Weißmehl, Kakao, Schokolade. Bisweilen sehr sparsam erlaubt sind Kaffee, Tee,

Alkohol, Fleisch, Eier, immer als kleine Schlücklein oder Bissen gefletschert.

So gibt es viele Möglichkeiten. Ein Freund fastet seit vielen Jahren von jedem Freitagabend bis Sonntagnachmittag. Er sieht blühend aus, nie fehlt ihm etwas. Einfacher und leichter ist, ein Abendessen auszulassen und erst am nächsten Mittag zu nehmen. Das ergibt 24 Stunden, und doch ist kein Tag ohne Essen. Welch schöne Entlastung und Willensschulung wäre es, dies jede Woche, oder doch jeden Monat einmal durchzuführen!

Fasten in Hungerzeiten

Noch tobt der furchtbare zweite Weltkrieg des 20. Jahrhunderts. Damals erschien die erste Auflage dieser Schrift. Die folgenden Ausführungen behalten ihren Wert. In weiten Gebieten Europas wütet der Hunger, rafft Kinder, Frauen und Männer zu Tausenden dahin, rascher oder langsamer, unerbittlich. Es ist anzunehmen, daß die Hungersnot noch lange nicht zu Ende ist, daß sie noch weiter um sich greifen wird. Auch schwere Seuchen können sich dazu gesellen.

Ist es nicht ein Widersinn, in solchen Hungerjahren noch von Fasten zu reden? Wäre es nicht besser, den Leuten zu raten: eßt doch alles, was ihr bekommen könnt! Vielleicht wird es bald genug fehlen, und ihr werdet gezwungen sein, zu fasten, länger als euch lieb sein dürfte!

Solche Auffassungen wären kurzsichtig und würden von mangelnder Einsicht zeugen. Zwischen bewußtem Fasten und erzwungenem Hunger bestehen tiefgreifende Unterschiede. Gefastet wird aus klarer Einsicht, aus freiem Willen, aus überlegenem Humor, gehungert dagegen aus äußerem Zwang und in blinder, zehrender Angst. Der wache erhobene Geist aber ist immer stärker als Stoff, Zwang und Alltag.

Wer schon öfter gefastet hat, wer die biologischen Gesetze des Körpers und gesunder Ernährung kennt und beachtet, wer sich gutes Kauen und wohlgewähltes sparsames Essen angewöhnt hat, wird sicher auch in wirklichen Hungerzeiten sich viel leichter zu helfen wissen als der gedankenlose und verängstigte Vielesser und Genußmensch. Nicht nur wird dem langjährigen naturverbundenen Lebensreformer viel praktische Erfahrung zugute kommen. Wichtiger noch ist die geistige Haltung.

Nichts wirkt so hemmend und tötend, im Leib und in der Seele, als die Furcht. Sie lähmt die Arbeit aller Organe und schädigt auch die Verdauung. Bekommen zwei Menschen gleicher Größe genau die gleiche Nährstoffmenge, so werden sie doch sehr verschieden genährt sein, wenn der eine sie in heiterem Wissen froh und andächtig genießt, frei von aller Furcht, überzeugt, daß sie ihm vollauf zu genügen vermag, während der andere sie voller Angst und Gier hinabschlingt, in der Erwartung, er werde nun immer schwächer, müsse erkranken und verhungern. Der erste wird gut gedeihen, bei voller Kraft und Gesundheit bleiben, keinerlei Hungerschäden erfahren, während der zweite wirklich immer mehr abnimmt und vielleicht auch verhungert.

Der Gedanke ist eine gewaltige Kraft. Wir kennen das Beispiel des Verbrechers in Amerika, der nur durch die Wirkung seiner eigenen Gedanken getötet wurde. Er war zum Tode verurteilt und mußte ohnehin sterben. Doch wurde mit ihm ein wissenschaftlicher Versuch durchgeführt. Seine Augen wurden verbunden, und die Ärzte taten so, als ob sie ihm die Schlagader am Handgelenk aufschnitten. Sie ritzten die Stelle, ohne daß Blut floß, ließen jedoch aus einem Schlauch warmes Wasser über die Stelle strömen, daß der Hinzurichtende den Eindruck hatte, tatsächlich verströme nun sein Blut. Die Ärzte unterhielten sich in leisem Tone, doch so, daß der Mann alles hörte. Sie zwangen dadurch seine Gedanken in die Todesrichtung. Der Mann glaubte und spürte nun selber, wie sein schönes warmes rotes Blut aus ihm floß, wie er schwächer wurde, und er starb nach kurzer Zeit, ohne einen Tropfen Blut verloren oder im geringsten eine körperliche Schädigung erfahren zu haben.

Der fastengewohnte, sparsam essende, neuzeitliche Mensch ist reiner als der Durchschnitt und kann auch Krankheitskeimen leichter trotzen. Sein Leib hält viel mehr durch. Müßte er wirklich hungern, so würde er daraus ein Fasten machen. Doch *etwas* Nahrung wird meist immer vorhanden oder zu finden sein. Diese wird er sorgsam kauen, ohne sie durch Erhitzung zu schädigen. Er nutzt sie viel besser aus als ein verschlackter Leib. Auch weiß er bessere Auswahl zu treffen. Die Millionen gesunder Kräutlein in der Natur, in den Bergen und Wäldern werden nie rationiert werden, auch die Beeren nicht. Er wird sie essen, sammeln, trocknen für den Winter. Er wird auch selber pflanzen und notfalls *lange Zeit* auch *ohne* die heute rationierten und zugeteilten Lebensmittel auszukommen verstehen.

In der *Schweiz* ist für klar umgestellte Menschen *keinerlei Hunger* zu befürchten. Doch auch in wirklichen Hungergebieten Europas stehen dem bewußten und erfahrenen Reformer noch viele Wege der Nahrungsbeschaffung und des Durchhaltens offen. Viele der Einschränkungen, die sich nun jeder Bürger gefallen lassen muß, sind ihm gesundheitlich von großem Segen, wenn er sich innerlich nicht dagegen sträubt, wenn sie ihn der Natur und tapferer Selbsthilfe näher bringen.

Es soll dadurch nicht die Not wirklichen Hungers als geringfügig dargestellt werden! Wenn in weiten Gebieten Chinas jahrelang Trockenheit alles Pflanzenleben vernichtet, so wird dort auf die Dauer auch kein Fastenkünstler, Vegetarier und Rohköstler leben können. Doch haben wir hier an europäische Verhältnisse zu denken, und diese sind trotz des Irrsinns des Krieges und vieler Folgeerscheinungen nicht so verzweifelt, wenn auch für unbeholfene und verfolgte Menschen vieler Gegenden und Kreise, besonders für Kinder, leider oft todbringend. Hier ist es nicht die Natur, es sind die Menschen, die unter sich Tod und Verderben verbreiten.

Wir sehen nun, daß es sogar *besonders klug* und weise ist, *gerade* in Erwartung von Zeiten verschärfter Einschränkungen oder gar richtigen Hungers noch rechtzeitig sich geistig und in vielen Gewohnheiten umzustellen, sich gründlich zu reinigen, zu *fasten!* Der *reine* und gesunde Körper kann aus *wenig* Nährstoffen sich *genügend* und reichlich das Nötige nutzbar machen und Leben und Gesundheit erhalten, während der *verschlackte* und vielfach *belastete* Leib des Vielessers auch bei *viel mehr* Nährstoffen *darbt,* weil er sie nicht aufzunehmen und zu verarbeiten vermag. Das sollte einleuchtend sein.

Es ist auch zu beachten, daß der Vielesser natürlich auch die widrigen *Krisenerscheinungen* des *Fastens* zu kosten bekommt, wenn er durch äußeren Zwang relativ zu darben oder zu hungern beginnen muß. Nur wirken diese sich aus mancherlei Gründen bei ihm viel schlimmer aus. Er ist viel stärker verschlackt, vergiftet und hat weder Einsicht noch

Erfahrung, solche Säuberungen nun mutig oder sogar mit Humor durchzustehen. Sie überfallen ihn zu unerwünschter und ungeeigneter Zeit, da alle seine Kräfte für den nackten Lebenskampf eingesetzt werden sollten. Vor allem aber lähmen ihn Angst und Schrecken des Ungewohnten. Sollte er da gesundheitlich zusammenbrechen und umgehenden Seuchen oder raschem Tode verfallen, so wäre das nicht verwunderlich. Wird er doch meist weder Einsicht noch Kraft oder Gelegenheit haben zu gründlicher Körperpflege, zu den wichtigen Darm- und Vollbädern, wie sie das Fasten so sehr erleichtern.

Richtig leben kann nur, wer den Tod nicht fürchtet. Und in Schönheit sterben kann nur, wer sein Leben erfüllt hat.

Auch für einen Hungernden ist entscheidend wichtig, wie er den Tod und damit den Sinn des Lebens sieht. Frei von aller Furcht kann nur sein, wer den Tod als Bruder, als Pforte zu neuer Lebensstufe empfindet. Sein Geist steht über dem Leibe, über dem Stoff und damit auch über Hunger und Tod. Diese überlegene Ruhe wird ihm auch praktisch immer wieder Wege sparsamer Ernährung weisen.*)

Ein Glas Wasser

Der Osten hat mehr inneren Frieden als der geschäftige gehetzte Westen. ZEN-Buddhismus in Japan, Yoga in Indien weisen praktische Wege zu solch geistiger Meisterschaft und Gelassenheit.

1953 erlebte ich in Japan viele starke Bewegungen religiöser Art. „Licht im Osten. Geistiges Nippon" berichtet dar-

*) Die Fragen der geistigen Haltung und des Jenseits finden sich ausführlich behandelt in den Schriften: „Sei der Meister deines Schicksals", „Das Leben nach dem Tode", „Ich bin".

über. Dort findet sich auch ein wichtiges Gespräch, das Tenko Nishida einmal geführt hat. Er ist der Gründer und Leiter der großen Bewegung „Itto-en", das bedeutet: „Garten des Einen Lichtes". Mittelpunkt und Siedlung sind in Yamashina bei Kyoto.

Einst fragte ein Amerikaner diesen Meister wahrhaften und gütigen Lebens:

„Können Sie mir kurz erklären, wie das Leben in Itto-en sich vollzieht?"

Nishida hielt zufällig *ein Glas Wasser* in seiner Hand, hob es hoch und führte aus:

„Nehmen wir an, zwei Menschen haben dieses Glas Wasser zwischen sich und jeder Tropfen sei dringend nötig, um eines der beiden Leben zu retten. Was würden Sie in solchem Falle tun?"

„Ich würde versuchen, das Wasser auszutrinken."

„Itto-en würde in solchem Falle nachgeben und den andern das Wasser trinken lassen."

„Kann das wirklich praktisch möglich sein?"

„Nun, ich bin dessen nicht sicher, ehe ich wirklich in solche Lage komme. Doch unser Leben verlangt von uns Dienst bis zum Äußersten."

„Ist es nicht seltsam, etwas Unmögliches zum Ideal machen zu wollen?"

„Vielleicht ist es dennoch möglich."

„Vielleicht — doch für mich klingt es sehr zweifelhaft."

„Das ist verständlich, weil wir noch nicht vor solch kritische Entscheidung gestellt sind. Doch ähnliche Handlungen werden bei uns täglich vollzogen."

„Was wollen Sie damit sagen?"

„Zum Beispiel — würden Sie arbeiten, ohne jemals Lohn dafür zu erwarten?"

„Sicherlich nicht."

„Das kann ich verstehen und tadle Sie deswegen nicht. Ihre Art zu denken und zu leben, an die Sie sich gewöhnt haben, hindert Sie, es zu tun, unsere in Itto-en erleichtert es. Jeder von uns hier tut es jetzt und immer. Nun, ein Mensch, der keinerlei Unbehagen empfindet, seine ganze Arbeitskraft in sozialem Dienen zu verwenden ohne Lohn und ohne etwas für sich sparen zu können, und ein Mensch, der bereit ist, notfalls zu verdursten, ehe andere es müssen — sind die beiden nicht aus demselben Geiste geboren?"

„Nun — ja, das stimmt."

„Steht daher ein letzter Wassertropfen in Frage, so wird es für einen, der in Itto-en lebt, nur natürlich sein, wenn nötig, vor dem anderen zu sterben."

„Doch dies ist das Gegenteil des Weges der modernen Welt, oder nicht?"

„Ja, wir hier leben nur, weil Gott es uns gestattet, das heißt, wir versuchen niemals durch Gewalt oder auf Kosten des Wohlergehens anderer Menschen zu leben."

„Ich muß gestehen, das scheint mir sehr unsicher zu sein, und unser Instinkt wird sich dagegen empören!"

„Ihr Empfinden ist verständlich, mein Freund, doch die Tatsachen beweisen genau das Gegenteil. Wir in Itto-en sind es, die keinerlei Unsicherheit oder Gefahr kennen. Und gegenüber unserem Instinkt haben wir nicht bloß keine Nachsicht zu üben, sondern recht oft haben wir Mühe, uns einer zu großen Fülle von Gaben zu erwehren! Die Leute der heutigen, üblichen modernen Welt dagegen scheinen sich ständig über ihre Unzulänglichkeiten zu beklagen, sie hungern nach mancherlei Dingen, sind ruhelos, in steter Gefahr und rebellieren oft gegen ihre eigenen richtigen Instinkte — denken Sie nicht auch, daß es so ist?"

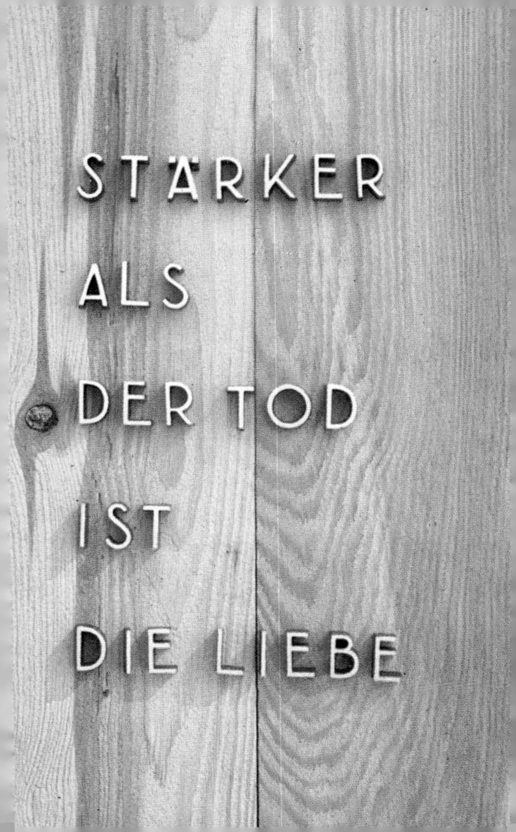
STÄRKER
ALS
DER TOD
IST
DIE LIEBE

Gott,
ich verstehe Deine Wege nicht,
aber
Du weißt den Weg für mich.

†

Stefan Pokorny

* 4. 6. 1962

† 19. 9. 1988

Herr, gib ihm die ewige Ruhe!

1612

Emmel
5202 Hennef

„Sie haben recht — doch was ist die Ursache all dieser Nöte?"

„Sie ist sehr leicht zu erkennen. Sollten wir um den Besitz dieses Glases Wasser zwischen uns zu kämpfen haben, glauben Sie, es würde lange voll Wasser bleiben?"

„Sicherlich nicht!"

„Nein, es wäre nicht zu vermeiden, daß bei solchem Ringen Wasser verschüttet würde, auch wenn wir ständig riefen: Paß auf, daß nichts verlorengeht! Wäre es nicht so?"

„Natürlich!"

„Denken Sie, wir würden unseren Kampf beenden, nachdem wir ein Viertel des Wassers vergossen hätten?"

„Das ist zu bezweifeln."

„Oder wenn die Hälfte bereits verloren ist?"

„Ich weiß nicht —"

„Oder wenn nur noch ein Viertel übrigbliebe?"

„Kaum!"

„Einige sagten: Nichts würde übrigbleiben, denn sie würden schließlich das Glas in Stücke brechen! Andere sagten, die Glasscherben würden ihnen die Finger zerschneiden und das Blut zum Fließen bringen. Sind das nicht deutliche Bilder dessen, was im modernen Leben täglich geschieht?"

„Doch, die Welt ist wirklich von solchem Geschehen erfüllt."

„Nun, so ist anzunehmen, der Kampf um den Besitz werde uns einen doppelten Verlust bringen und damit uns beiden den Tod."

„Sie haben recht."

„Bei unserer Haltung freien Verzichtes dagegen wird einer von uns sicher gerettet. Ein Weiteres dürfte geschehen. In den meisten Fällen wird der Andere sich nicht getrauen, das Wasser allein zu trinken, wenn wir in solcher Lage es ihm schenken. Allerdings wird er es vielleicht tun, falls wir nur verzichtet haben in der Erwartung, er werde uns dann auch etwas davon geben. Das wäre dann von unserer Seite nur Krämerei gewesen. Nur wenn wir bereit sind, aus Liebe zum andern den Tod auf uns zu nehmen, wird der Andere nicht alles nur an sich zu reißen vermögen.

Es kommt ein Weiteres dazu. Wer von Liebe und Opferbereitschaft erfüllt ist, dessen Gemüt kann so rein und gelassen werden, daß er den Segen von Samadhi erfährt. In solcher Abgeschiedenheit kann er alle äußeren Nöte leicht ertragen, da hat ein Glas Wasser kaum mehr eine Bedeutung. Könnten wir andererseits durch wilden Kampf auch das ganze Wasser des Glases selber trinken, so dürfte dieser Geist der Gier, zusammen mit dem Verbrauch des Körpers an Kalorien, die Wirkung des Wassers zunichte machen.

Könnten daher beide Teile in die Ruhe von Samadhi eintreten und redlich das Wasser unter sich teilen, ohne auch nur einen Tropfen zu verlieren, so dürften beide gerettet werden, trotz ihrer anfänglichen Befürchtung, sie müßten sterben, wenn nicht einer das ganze Wasser trinken könne.

Es ist nicht immer nötig, daß wir auf die alte Erzählung zurückgreifen, wie Christus dreitausend Menschen mit nur fünf Broten gesättigt hat, denn unser Leben weist viele ähnliche Beispiele auf. Durch Opfergeist kann viel mehr als nur ein Leben gerettet werden. Hier liegt der tiefere Grund, warum solche, die ihr Tagewerk im Geiste von Itto-en erfüllen, von den schweren Zeiten, der Ungewißheit und den Gefahren der heutigen Welt nicht berührt werden können. Das Wohlwollen der anderen, denen sie frei dienen, ernährt sie reichlich."

„Ich danke Ihnen von Herzen, meine Zweifel sind von mir gewichen."

Die Fastenlehre eines Urevangeliums

Aus *Heliand*. Die Gesundheitslehren einer altslawischen und einer aramäischen Evangelien-Handschrift in der Bibliothek des Vatikans.

Jesus: „Wer die Sünden und Krankheiten von sieben Jahren schuldet, doch ehrlich und beharrlich bis zum siebenten Tage zurückzahlt, dem wird unser Himmelvater die Schulden der ganzen sieben Jahre erlassen."

„Und wenn wir sieben mal sieben Jahre gesündigt haben?" fragte ein Kranker, der schrecklich litt.

„Selbst in diesem Falle vergibt euch der Himmelvater all eure Schulden in sieben mal sieben Tagen. Selig sind alle, die bis zum Ende durchhalten, denn Satans Teufel zeichnen alle eure üblen Taten in einem Buche auf, im Buche eures Leibes und eures Geistes. Ich sage euch wahrlich, es gibt nicht eine sündige Tat, die nicht aufgezeichnet wäre, selbst vom Beginne der Welt, von unserem Himmelvater. Denn den Gesetzen, die Könige gemacht haben, mögt ihr entschlüpfen, doch niemals den Gesetzen eures Gottes. Und kommt ihr vor Gottes Angesicht, so werden die Teufel des Satans gegen euch zeugen durch eure Taten, und Gott sieht eure Sünden im Buche eures Leibes und eures Geistes aufgezeichnet und wird traurig bis ins Herz hinein. Doch wenn ihr eure Sünden bereut und durch Fasten und Beten die Engel Gottes sucht, dann löschen Gottes Engel jeden Tag, den ihr mit Fasten und Beten fortfahrt, ein Jahr eurer üblen Taten aus dem Buche eures Leibes und eures Geistes. Und ist dereinst die letzte Seite ausgelöscht und von all euren Sünden gereinigt, so steht ihr vor Gottes Angesicht, und Gott freut sich in sein Herz hinein und vergibt euch alle eure Sünden. . . . Und kommt ihr vor Gottes Angesicht, so werden seine

Engel mit euren guten Taten für euch zeugen. Und Gott sieht eure guten Taten in euren Leibern und in eurem Geiste aufgezeichnet, und das erfreut sein Herz. Er segnet euren Leib und euren Geist und alle eure guten Taten und gibt euch als Erbe sein irdisches und himmlisches Reich, damit ihr ewig in ihm leben könnt. Selig ist, wer ins Reich Gottes eintritt, denn nie wird er den Tod sehen."

Und eine große Stille folgte diesen Worten. Und die Entmutigten schöpften neue Kraft aus seinen Worten und setzten ihr Fasten und Beten fort. Und der zuerst gesprochen hatte, sagte zu ihm: „Ich will bis zum siebenten Tage durchhalten." Und auch der zweite sagte zu ihm: „Auch ich will bis zum sieben mal siebenten Tage durchhalten."

Jesus antwortete ihnen: „Selig sind alle, die bis zum Ende durchhalten, denn sie werden das Erdenreich besitzen."

49 Tage gefastet

Riedlin berichtet über die Fastenkur einer hochintelligenten Dame, die durchaus bewußt, mit aller Kraft ihres starken Geistes und in unerschütterlichem Gottvertrauen zweimal unter seiner Leitung fastete. Sie bezweckte damit, ein schweres chronisches Leiden, das bis in ihre Jugendzeit zurückreichte, endlich zur Ausheilung zu bringen, was ihr im Alter von 56 Jahren auch gelang.

Als Kind zart, doch bis zum Schuleintritt gesund, erkrankte sie mit sechs Jahren an „Nervenfieber", das sich im nächsten Jahre wiederholte und den Arzt veranlaßte, ihr viel *Eisen,* Fleisch (gekocht und roh) und viel Eier zu verordnen. Seit jener Zeit bis zur ersten Fastenkur (mit 55 Jahren) litt sie stets an Kopfschmerzen und Verdauungsstörungen. Mit zehn Jahren von einem namhaften Bildhauer adoptiert, lebte sie auf dem Lande, wurde gesünder, erkrankte aber, etwa 13 Jahre alt, an „kaltem Fieber", das mit viel *Chinin* behandelt wurde. Von da ab litt sie dauernd an kalten Händen und Füßen und nervösen Kopfschmerzen. In jener Zeit begann sie auch im Atelier ihres Adoptivvaters bildhauerisch zu arbeiten, was sie ungemein anstrengte. Mit dem zwanzigsten Lebensjahre wurde ihre Regel äußerst peinvoll mit Erbrechen, Krämpfen und entsetzlichem Kopfschmerz. Mit 24 Jahren Gelbsucht, angeblich infolge seelischer Erregungen, und nun wurde der Stuhlgang ganz schlecht: Klistiere und scharfe Abführpillen waren an der Tagesordnung.

Mit 36 Jahren wurde ein berühmter Gynäkologe zu Rate gezogen. Er erklärte, nur die totale Entfernung von Uterus und Ovarien könne die Beschwerden beseitigen. Diese Operation wurde abgelehnt, doch der Zustand immer schlimmer. Im Jahre 1891 wurde ein anderer Professor befragt. Er stellte Uteruspolypen fest und entfernte sie, ohne daß eine wesentliche oder anhaltende Besserung eintrat. Drei Jahre später wurde diese Operation mit gleich geringem Erfolg wiederholt. Durch große Blutverluste im Winter 1896/97 und heftige Schmerzen ganz niedergebrochen, hörte die Dame im März 1897 zum erstenmal vom Naturheilverfahren, von Vegetarismus, Luft- und Sonnenbädern und lebte nach Kuhnescher Vorschrift vegetarisch. Im Mai 1897 dreimonatiger Aufenthalt in einer guten Naturheilanstalt in Berlin, im folgenden Winter zu Hause Kuhne-Bäder und Luftbäder, wodurch die Verdauung für ein Jahr beinahe normal und die Menstruationsbeschwerden bedeutend geringer wurden. Doch schon ein Jahr später die alte Geschichte. Im Jahre 1899 durch Dr. Kellogg operiert. Nach sechs Monaten waren die früheren Beschwerden geradeso wieder da. Nun folgten jeden Sommer Kuren in gut geleiteten Naturheilanstalten und Sanatorien. Es wurden angewendet: Bäder aller Art, Thure-Brandt-Massage, strenge Diät, Luftbäder usw., — alles ohne wesentliche Wirkung. Die Gebärmutter wurde kindskopfgroß mit vielen Protube-ranzen, legte sich nach hinten und drückte auf den Mastdarm. Immer noch die großen Blutverluste und die übrigen Beschwerden. Nun wurde durch eine befreundete Dame sechs Monate lang Ganzmassage gemacht, worauf der Stuhlgang normal wurde, doch ohne Besserung der Unterleibsbeschwerden. Im August 1906 hörte die Menstruation plötzlich auf, und es traten dafür qualvolle Herzzustände, Kopfschmerzen usw. auf, die Verdauung wurde wieder ganz schlecht, und der Schlaf schwand fast gänzlich. Kräftezustand sehr herabgesetzt.

Im Jahre 1910 fastete die Dame (bei Riedlin) 26 Tage, wobei sie von 52,5 kg auf 46 kg kam. Sie holte den Gewichtsverlust in etwa 14 Tagen wieder ein, da es vorwiegend Gewebswasser war, was sie verloren hatte, und in dieser Zeit äußerst wenig Gewebe eingeschmolzen wurde. Die Natur war anscheinend zu schwach dazu oder die Kur war nicht lange genug. Dementsprechend war der Erfolg auch nur gering.

Im Sommer 1911 fastete die Dame zum zweitenmal, und zwar 49 Tage. Sie konnte die erste Hälfte der Kurzeit spazierengehen, Luftbäder nehmen und fühlte sich verhältnismäßig wohl. Dann aber traten sehr *energische* Krisen ein: starke Harnsäureausscheidung, Temperatursteigerung („Heilfieber"), belegte, entzündete, zerrissene Zunge, ständiger Schleimauswurf, Schmerzen im ganzen Leibe, besonders im Dickdarm, große Mattigkeit, Schlaflosigkeit. Es war das Bild einer akuten Magen-Darmentzündung mit Leberanschwellung. Größte Abneigung gegen jede Nahrung. Als die Zunge am 47. Fasttage nahezu rein geworden und die randständigen Geschwüre an ihr verheilt waren, versuchten wir es mit der Nahrung. Sie wurde aber prompt erbrochen, wie sie auch ohne Geschmack genossen worden war. Erwähnt sei noch, daß die Patientin die letzten vierzehn Tage Schleim und oft auch Galle erbrach und dadurch furchtbar mitgenommen wurde.

Erst am 49. Fasttage blieb die überaus geringe Nahrung bei ihr, und von da ab ging es langsam, doch täglich etwas vorwärts. Bald konnte sie tüchtig essen, hatte, was die Hauptsache ist, seit dieser Zeit *jeden Tag guten Stuhlgang* und kann jetzt überhaupt jede Speise vertragen. In den ersten drei Wochen nahm sie 18 Pfund zu, von da ab ging die Gewichtszunahme etwas langsamer. Kräftezustand zusehends besser. Schlaf gut, kein Schleimauswurf mehr, Gemütsstimmung hervorragend, keinerlei Beschwerden im Magen und im Darm, doch Haarausfall wie nach Typhus. Die ehedem kindskopfgroße Gebärmutter kleinapfelgroß mit kleinen Auswüchsen, nach hinten liegend, macht zur Zeit noch eine geringe mechanische Störung bei der Stuhlentleerung. Heute, drei Monate nach der Kur, ist die Dame in Anbetracht ihres langen Leidens im denkbar besten Gesundheitszustand.

Bei dieser zweiten Fastenkur wurden in der Tat alle minderwertigen Gewebe eingeschmolzen und alle Gifte ausgeschieden. Das Gewicht ging von 53 kg auf 32 kg herunter (drei Tage nach beendetem Fasten festgestellt). Die ungeheuren Massen von übelschmeckendem Schleim aus Nasen-Rachenraum, Mund, Speiseröhre und Magen und die schleimigen Entleerungen durch Klistiere, andererseits parallel damit gehend die großen Harnsäureausscheidungen beweisen die tiefgreifende Wirkung dieser methodisch durchgeführten und mit bestem Erfolg gekrönten 49tägigen Fastenkur.

Die durch verkehrte Ernährung und Medizingifte (Eisen und Chinin), sowie durch den Gebrauch von Abführmitteln bewirkte Schädigung der Gesundheit hätte man früher schon durch eine Fastenkur in verhältnismäßig kurzer Zeit gutmachen können. Auch später, als die ersten Unterleibsstörungen auftraten, hätte eine Fastenkur das Entstehen der Uteruspolypen und der Fibromyombildung der Gebärmutter verhindert, indem sie die Fremdstoffe ausgeschieden hätte, durch deren Reiz eben jene Wucherungen hervorgerufen wurden. Vor allem aber wäre das Grundleiden, die schwere *chronische Darmverstopfung,* gegen die alle Mittel des Naturheilverfahrens machtlos waren, geheilt worden. Hunderttausende sind in ähnlicher Lage wie diese Patientin. Sie wenden alle Mittel der Schulmedizin und später der natürlichen Heilweisen an, ohne je zum Ziele zu kommen. *„Ohne Reinigung keine Heilung!"* Dieser durchaus richtige Grundsatz des Begründers der Schroth-Kur findet eben in der Fastenkur seinen naturgemäßesten Ausdruck. Die *Fastenkur* ist der gerade Weg von der Krankheit zur Gesundheit, — alle andern Methoden sind zum mindesten Umwege, manche auch Holzwege.

Wir sehen hier, daß man kranke Organe nur durch absolute Ruhestellung reinigen und wieder funktionsfähig machen kann und daß dieser Selbstreinigungsprozeß im Grunde nichts anderes ist, als die Umwandlung eines chronischen Siechtums mit Untertemperaturen in einen akuten, leicht fieberhaften Zustand. Dies geschieht am besten durch völlige Nahrungsenthaltung unter Beobachtung der naturgetreuen Vorschriften der methodischen Fastenkur. *(Riedlin)*

Gesundheit und Güte

Nur die Kräfte der Liebe und Güte können eine lichtere, schönere, bessere Erdenwelt bauen. Im lauten Getöse, im wilden Trubel und Niedergang dieses Kriegsgeschehens müssen still schon die neuen Sämlein einer froheren Zukunft in die dampfenden Furchen gestreut werden, damit sie bald keimen und wachsen mögen.

Hier findet das Schweizervolk dankbare Aufgaben. Denken wir nur an die Millionen armer, hungernder und darbender Kinder Europas! Vielen Tausenden schon konnte die Schweiz etwas neuen Mut, rötere Wangen und ein Fünklein Liebe schenken. Diese Saat wird dereinst aufgehen. Doch sie sollte noch in viel mehr Herzen gepflanzt werden können!

Da zeigt sich nun die neue gesündere Lebensart, die fasten und sparsamer essen lernt, von ihrer edelsten Seite. Jedes ausgelassene Mahl, jede gefastete Woche, jeder Wildkräutersalat, sie bringen uns nicht nur Gesundheit und Kraft und Frohsinn, sie ermöglichen uns auch, Nahrung und Geld einzusparen und hungernden Kindern und Menschen darzubieten.

Möchte doch eine Welle edler Begeisterung und Güte immer mächtiger durch unser Volk und die Menschheit brausen und viele, alle mittragen zu den kleinen Opfern frohen Fastens und den gesegneten Gaben der Güte! Dies brächte endlich Gesundheit nicht nur dem Leibe, auch der Seele und dem Geiste und der armen fiebernden Erde. Nur vom Herzen aus können Mensch und Welt genesen.

Es gibt eine Reihe verbürgter Beispiele, daß Menschen jahrzehntelang gesund gelebt und froh gearbeitet haben, ohne je etwas zu essen, teils auch ohne zu trinken, und ohne dabei an Gewicht einzubüßen.

Zu unserer Zeit lebt immer noch Therese Neumann in Konnersreuth im Bayerischen Walde. Dieses einfache Bauernmädel ißt seit 1922 täglich nur ein winzig Stücklein Hostie und trinkt nichts. Jeden Freitag erleidet sie die Qualen bei der Kreuzigung Christi und verliert Blut. Dennoch hält sie ihr Körpergewicht und sieht gesund aus.

In der Schweiz hat im 15. Jahrhundert Nikolaus von der Flüe jahrelang ohne Nahrung gelebt. An der Tagsatzung zu Stans 1481 konnte Bruder Klaus die streitenden Eidgenossen wieder versöhnen und einen Bruderkrieg vermeiden helfen.

Yogananda berichtet in seiner „Autobiographie eines Yogi" über seinen Besuch der Inderin Giri Bala. Diese Frau hatte damals schon mehr als fünfzig Jahre lang ganz ohne Speise gelebt. Dabei war sie als Kind sehr heißhungrig. Auf die Frage, warum sie ohne Nahrung lebte, antwortete sie:

„Um zu beweisen, daß der Mensch Geist ist, um zu zeigen, daß er auf seinem Weg zum Göttlichen langsam lernen kann aus dem Ewigen Licht und nicht durch Nahrung zu leben."

Alexandra David-Neel ist eine Französin skandinavischer Abstammung, die viel in Tibet gereist ist und Bücher darüber geschrieben hat, die auch von der Wissenschaft ernstgenommen werden. Über bewußte Erzielung von Nahrungslosigkeit berichtet sie in ihrem Werk „Land der Is":

Laut ihren Legenden nährten sich die Tibeter ursprünglich von Luft, atmen allein genügte ihnen. Aus diesem Anlaß sei hier flüchtig erwähnt, daß die taoistischen Mystiker es sich unter anderem seit vielen Jahrhunderten zum Ziel gesetzt haben, sich von Luft zu ernähren. Sie halten dies für ein wesentliches Mittel zur Erlangung der Unsterblichkeit.

Die klassische Übung hierzu geht folgenden Weg: zuerst sich aller derben Nahrung enthalten, wie z. B. des Fleisches der Tiere, dann immer mehr auch auf Gemüse und Früchte verzichten, dabei nach und nach die Nahrungsmenge vermindern und sie schließlich bis auf fast nichts herabzusetzen. Im weiteren Verlauf vermeidet man jede feste Nahrung überhaupt und beschränkt sich darauf, nur reines Wasser zu trinken. Zuletzt, auf dem Gipfel der Entwöhnung, genügt es dem Einsiedler, der sich im Gebirge den Übungen unterwirft, nur noch zu atmen und die in der Luft enthaltenen Nahrungsstoffe aufzunehmen und für unbegrenzte Zeit, vielleicht für immer sein Dasein zu fristen.

Unter „Atem" hat man hier jedoch eine besondere Art der Atmung zu verstehen, anders als wir sie unbewußt unser Leben lang vollziehen. Die Luft auf diese besondere Art einzusaugen und ihr die näheren Bestandteile zu entnehmen, sie zum Zwecke der Unsterblichkeit oder wenigstens einer ungewöhnlichen Langlebigkeit einzuatmen, bedarf einer vieljährigen Übung.

Im Mai 1953 weilte ich mehrere Tage bei Swami Sivananda in seinem Ashram Ananda Kutir bei Rishikesh, wo der heilige Strom Ganges die Berge des Himalaja verläßt und seine kühlen Gletscherwasser dem heißen Flachlande zugleiten. Dieser in Indien weithin als heilig verehrte und auch in Europa bekannte Mann ist von Beruf Arzt und hat das Doktorat der Medizin. In seiner „Wissenschaft der Atembeherrschung" schreibt er:

„Nahrung ist in Wirklichkeit nichts weiter als geballte Energie (Prana). Aus der Nahrung entnimmt der Körper die Kraft, die er braucht. Wenn du diese Kraft durch Yogatechnik unmittelbar aus der Urquelle zu entnehmen gelernt hast, aus der Luft, dann hast du materielle Nahrung nicht mehr nötig. Die Meditation ersetzt dann die Nahrung. Wer das bewußte Atmen und die Meditation übt, dessen Nahrungsbedürfnis nimmt ständig ab, ohne daß seine Leistungsfähigkeit dadurch beeinträchtigt wird."

Wir wissen heute, im Zeitalter beherrschter Atomumwandlung, daß Kraft und Stoff von gleichen Urelementen getragen werden. Unsere Technik ist fähig, aus einfachen Naturstoffen wie Kohle die verschiedenartigsten Werkstoffe zu fertigen und zu nutzen.

Nun ist ein Schöpfer immer größer als sein Werk, der Menschengeist gewaltiger als seine Technik. Technik kann nur außen gestalten, was innen, in der Idee und oft im Leibe des Menschen, längst vorhanden ist.

Von da aus ist nicht verwunderlich, daß es geistig gereifte Menschen gibt, die sich aus Urelementen der Luft oder kosmischer Strahlung herausgreifen können, was sie zur Erhaltung des inneren Lebensfeuers benötigen.

Die meisten von uns brauchen noch die gütige Mitwirkung der Pflanze, die solche Urstoffe in Bauformen fügt, die unser Leib zu verdauen, aufzunehmen und zu verwerten vermag. Warum sollte schöpferischer Menschengeist, wenn natur- und gottverbunden, nicht fähig werden, sich von diesem Umweg über die Pflanze zu befreien?

„Von der Gewalt, die alle Wesen bindet,
befreit der Mensch sich, der sich überwindet."

Goethe wird hier an alle Fragen des Schicksals, an das eherne Gesetz von Ursache und Wirkung gedacht haben.

Warum sollte die Befreiung nicht auch den Zwang zu grobstofflicher Nahrungsaufnahme zu überwinden vermögen? Warum sollte ein ätherisches Wesen sich nicht auch von Düften vollauf ernähren können? Und frei bleiben von Schlacken und Abfällen aller Art?

Freilich — für die meisten von uns liegen solche Ziele noch in himmelblauen Fernen. Dennoch ist ermutigend und erhebend, von solchen Möglichkeiten zu wissen. Und kann nicht freudiges Fasten uns ein winzig Schrittlein in diese Richtung vorwärts führen?

Eigene Erfahrungen

Im Frühling 1921 machte ich meinen ersten Fastenversuch. Ich war aus Amerika zurück, wo ich anderthalb Jahre bei knappster pflanzlicher Kost schwer gearbeitet und viel verdient hatte. Mein erstes Reisebuch „Weltvagant" berichtet darüber. Nun kamen mir Schriften von Arnold Ehret in die Hand, über Fasten und schleimfreie Kost, und ich entschloß mich zu eigener Nachprüfung.

Bei diesem ersten Versuche machte ich einen Fehler, der mir wahrscheinlich manches erschwerte. Ich hörte einfach auf zu essen, ohne vorher den Darm gründlich zu reinigen. Auch während des Fastens nahm ich keine Darmspülung vor, wußte damals noch nichts von solchen Notwendigkeiten. Man kann dem Körper die Ausscheidung stark erleichtern durch folgendes Vorgehen:

Ein oder zwei Tage vor Fastenbeginn werden nur etwas Früchte gegessen. Dann wird ein kräftiges Abführmittel eingenommen: Glaubersalz oder Rizinusöl. Das reinigt den Darm von oben nach unten. Darauf kann durch tägliche Darmeinläufe die Säuberung unterstützt werden. Man wird staunen, wie auch nach vielen Tagen und mehreren Wochen immer noch Rückstände aus dem Darme kommen. Welch eine Wohltat für den Leib!

Davon wußte ich damals noch nichts. Dafür war ich jung und kräftig und unternehmungslustig. Am Abend des dritten Fasttages hielt ich in Olten noch einen Vortrag über Ernährung. Ich fühlte mich sehr wohl.

Am 4. Tage fuhr ich mit dem Zuge nach Lugano, bestieg den San Salvatore, überschritt ihn und wanderte darauf über die Brücke von Melide Mailand zu. An diesem Tage marschierte ich 78 km und legte mich nach Mitternacht kurz vor der Stadt auf freiem Felde schlafen.

Am fünften Tage bestieg ich in Mailand den Turm des Domes. Dabei mußte ich mich auf den Stufen mehrmals setzen. Das Herz schlug stärker als üblich und konnte rasches Steigen nicht mehr bewältigen.

Ich fuhr nun mit dem Zuge weiter dem Süden zu. Florenz und Rom boten mir ihre Herrlichkeiten dar. Ich fühlte mich weiter wohl, merkte aber, daß ich schwächer wurde. Da begann ich am Abend des zwölften Fasttages in Rom gegen meinen Willen wieder zu essen. Und das kam so:

Mit großer Mühe hatte ich schließlich in einem deutschen Hospiz in Rom Unterkunft gefunden. Es wurde mir in einem Raum mit vielen anderen ein Lager angewiesen. Ich muß einen ziemlich ausgehungerten Eindruck gemacht haben. Ich lag schon, da kam der freundliche Pförtner nochmal und brachte mir einen Teller Kartoffelsalat. Er strahlte über sein ganzes Gesicht und sagte froh:

„Da habe ich Ihnen in der Küche noch etwas retten können! Sie haben sicher sehr Hunger! Lassen Sie es sich gut schmecken!"

Ich hatte kein Hungergefühl und wollte doch auf Capri

gehen, um drei oder vier Wochen zu fasten! Aber wie sollte ich dem Manne das erklären? Ich brachte es nicht über mich, ihm seine wohlgemeinte Gabe zurückzuweisen. Ich begann zu essen — und da hat es mir allerdings wunderbar geschmeckt!

Am nächsten Tage hatte ich auch keinerlei Beschwerden. Doch ich wollte weiterfasten! Um die unfreiwillige Unterbrechung möglichst unschädlich zu machen, kaufte ich mir Rizinusöl und nahm es ein. Ich wollte den Darm rasch wieder ganz reinigen. Ich wußte nicht, daß dies so rasch wirken würde. In großer Eile und mit viel Mühe fand ich im Vatikan schließlich einen Abort. —

Aber — ich hatte doch nicht mehr die Kraft, weiter zu fasten. Ich hätte den Hunger nicht reizen dürfen! So beendete ich diesen ersten Versuch. Ich sah die Katakomben, Neapel, Pompeji, bestieg den Vesuv, kletterte in seinen Krater — und kehrte dann zurück in die Schweiz.

Manches Frühjahr habe ich ein bis zwei Wochen gefastet. Eines Erlebnisses erinnere ich mich besonders gut. Vor etwa zwölf Jahren, in der Kriegszeit, fuhr ich vor Ostern mit dem Rad von Ringgenberg nach Kandersteg, stellte es dort ein und wanderte über den tief verschneiten Gemmipaß (2329 m) ohne Ski nach Leukerbad, ohne zu essen. Der feste gefrorene Frühlingsschnee trug gut.

In Leukerbad fließen viele Heilquellen, 50 Grad Celsius heiß. Ich mietete mir ein Stübchen, badete jeden Tag zweimal und aß nichts. Das war eine unvernünftige Roßkur. Die heißen Bäder schwächen und zehren ohnehin. Dazu das Fasten! Nach zehn Tagen sank ich einmal nach langem Bade ohnmächtig ins Wasser zurück — zum Glück kam die Badefrau und fischte mich heraus.

Nun kam das Erstaunliche. Am gleichen Nachmittag begann ich zu essen: trockenes hartes Walliserbrot. Es mundete herrlich, ich fühlte mich wieder frisch. Der Körper stellte sogleich wieder auf Nahrung von außen um. Und schon am Morgen stieg ich wieder zu Fuß über die Gemmi zurück, mit einem Stück Brot in der Tasche, und traf am gleichen Abend mit dem Rad wieder daheim ein. Diese Leistung, am folgenden Tage nach einer solchen Kur und spielend bewältigt, machte mich sehr glücklich. Was ein geübter und seit dreißig Jahren vegetarisch ernährter Leib mit fünfzig Jahren noch zu schaffen vermag!

Freudiges Fasten! Aus freiem Entscheid! Nicht widerwillig erzwungen durch Krankheit! Zur Vorbeugung und jährlichen Reinigung! Da bietet es uns besonderen Segen und auserlesene Genüsse! Das haben viele schon erlebt! Von einem erhebenden Beispiel des letzten Jahres sei kurz berichtet.

Fastenmarsch in Schweden

Am 1. August 1954 begannen elf Mitglieder der Schwedischen Vegetarischen Gesellschaft und der Waerland-Bewegung einen Fußmarsch von Göteborg nach Stockholm. Sie wollten diese Strecke von 520 km in zehn Tagen zurücklegen, ohne etwas zu sich zu nehmen außer Quellwasser. Täglich rund 50 km bei völliger Nahrungsenthaltung!

Zehn von den elf haben nach zehn Tagen genau nach Plan Stockholm erreicht, frisch und elastischen Schrittes, jubelnd begrüßt von Hunderttausenden, die am Wege auf sie warteten. Es war ein großartiger Erfolg. Die Ärzte des größten Spitals in Stockholm haben sogleich alle genau untersucht und waren erstaunt über die vorzügliche Gesundheit und Frische aller Teilnehmer.

Eine solche Tat und Leistung kann mächtige Wirkung auslösen auf die Breite eines Volkes wie auf die Wissenschaft. Sie kann Lebens- und Eßgewohnheiten bei vielen ändern helfen. Dr. Lennart Edrén hat die Gruppe angeführt. Naturheilarzt Arne Wingquist nahm daran teil. Alle Teilnehmer wurden ärztlich auf der ganzen Strecke genau beobachtet. An mehreren Tagen regnete es in Strömen. Die Teilziele wurden dennoch unverdrossen erreicht.

Wieviel haben diese fastenden Wanderer an Gewicht verloren? Hier die Tabelle:

Name	Startgewicht kg	Endgewicht kg	Verlust kg
Akerberg Gunnar	63,2	53,7	9,5
Amundin Bengt	70,2	60,0	10,2
Edrén Lennart	71,8	63,5	8,3
Hagelin Gunnar	59,1	50,1	9,0
Larssen Bengt	62,1	53,5	8,6
Leander Rickard	72,2	62,0	10,2
Lindberg Kage	72,3	63,9	8,4
Svensson Eskil	69,8	61,9	7,9
Winlund Gunnar	68,8	59,9	8,9
Wingquist Arne	69,1	60,9	8,2

Sie nahmen im Tag nicht ganz ein Kilogramm ab, soviel verzehrten sie vom eigenen Leibe. Alle wanderten in Trainings-Anzügen und Sandalen.

Die Tagespresse in Schweden hat diesen Fastenmarsch täglich verfolgt, zuerst mit Zurückhaltung oder gar mit Spott, dann mit ständig wachsender Begeisterung. So wurde der Einzug in Stockholm zu einem großen Triumph. Größte Blätter schrieben auf ihren Titelseiten darüber. Dagens

Nyheter: »Triumphmarsch der Fastengänger." Svenska Dagbladet: „Endspurt des Hungermarsches wurde ein Triumphzug."

Olof Groth, der Sportchef von Svenska Dagbladet, schrieb von einer Begegnung unterwegs: „Wir wurden ein wenig nachdenklich gegenüber den munteren, freundlichen Burschen . . . Sie erklärten gern und taten das in einer bescheidenen und sympathischen Art. Sie gaben ohne weiteres zu, daß dies ein Experiment sei, ein Versuch. Keiner von ihnen war ein Fanatiker . . . Soweit wir verstehen konnten, waren die elf im Sturzregen auf der Landstraße bescheidene Menschen, imponierend in ihrer Willensstärke, überzeugt von ihrer Sache, stark in ihrem Glauben, gewillt zu entbehren, um ihre Sache vorwärtszubringen!"

Handelstidningen: „Die Wogen der Diskussion gingen hoch, bevor die Wassermänner auftauchten. Verrückte, Narren, Tore waren die Ausdrücke, die gebraucht wurden . . . Aber als sie angestrolcht kamen, wurde alle Skepsis in Bewunderung verwandelt. Die ‚Toren' wurden schnell und lustig ‚prima Kämpfer'. Der Marsch durch Karlsborg hatte faktisch etwas von der Volksstimmung einer Königsbegrüßung über sich."

Göteborgs-Posten: „Der Marsch (in Stockholm) ging nach Holmsgatan, die wenn möglich noch voller war als Liljeholmsbron — dreimal soviel Leute wie bei Königsfahrten, sagte einer gereizt . . . Der Einmarsch auf der Schanze war phantastisch."

Dr. Ragnar Berg, Ernährungsphysiologe schreibt: „Nach meiner Ansicht war diese Leistung wirklich gut, aber in keiner Hinsicht erstaunlich. Ich habe viele Fastenversuche gesehen und kontrolliert, da sowohl zeitlich — bis zu sechs Wochen — als auch bezüglich Arbeit — 7 Stunden Laboratorium — 4 Stunden Schreibarbeit und danach Hausarbeit für zwei Personen — noch mehr verlangt wurde. Aber doch begrüße ich den Fastenmarsch, teils weil er guten Sportgeist zeigte, teils auch als Beweis dafür, daß die gewöhnliche Angst vor Unterernährung rein lächerlich ist. Daß Fasten in vernünftiger Durchführung nicht schädlich ist, dürfte nun vielleicht auch von den direkten Gegnern der Fastenkuren verstanden werden."

Red. Dan Aberg, Fastenexperte: „Nach meiner Ansicht wurde dieser Fastenmarsch genau das, was man erwarten konnte — ein großer Erfolg in jeder Hinsicht. Die Teilnehmer und Funktionäre hielten sich vorbildlich. Fasten als solches war auf jedermanns Lippen während zehn regenschwerer Augusttage, und man erhielt praktisch den Beweis dafür, daß der menschliche Körper weit zäher, stärker und selbstversorgender ist als die meisten Menschen in ihren kühnsten Phantasien zu erträumen wagten."

Dr. med. John Thorsson: „Nach meiner Ansicht ist der wichtigste Erfolg der, daß ihre Aufladung mit Rohkost sich als hinlänglich kraftspendend erwiesen hat, um während so vieler Tage ohne Schaden große Anstrengungen unter schwierigen Verhältnissen zu erlauben. Es war ein ausgezeichneter und unschädlicher Beweis dafür, daß der Mensch kein Fleisch braucht, um stark zu sein und daß die Ernährung dadurch zuträglicher, obgleich billiger, sein kann."

Der Leiter Dr. Edrén schlägt vor, im nächsten Jahr diesen Versuch mit 30 oder 50 Teilnehmern zu wiederholen. Dabei sollten drei Gruppen starten und während der Wanderung fasten: Fleischesser, gewöhnliche Vegetarier und Waerlandisten. Da ließen sich Vergleiche ziehen, welche Leistungsfähigkeit und Ausdauer die verschiedenen Kostformen zur Folge haben.

Dr. med. Otto Buchinger (Vater), *Überlingen* am Bodensee

Dr. med. Otto Buchinger (Sohn), *Bad Pyrmont*

Dr. med. Werner O. L. Ludwig, Aryama-Institut, Holbeinstraße 17, *Freiburg* i. Br.

Dr. med. Röhling, Haus Rosenhof, *Mittenwald*/Karwendel

Dr. K. Windstoßer, Naturheilklinik, *Bad Wiessee*/Obb.

Kurhaus Schloß Steinegg, *Hüttwilen*, Thurgau, Schweiz

Sanatorium Dr. med. Bircher-Benner, *Zürich*

Waerland-Kurheim „Sonnenhof", *Thun* (Bern)

Waerland-Kurheim „Haus Alice", *Bad Soden* im Taunus

Weitere Waerland-Kurheime durch „Waerland Monatshefte", K 3, 28, *Mannheim*.

WERNER ZIMMERMANN:
FUSSLEIDEN — VORBEUGEN UND HEILEN

92 Seiten mit 7 Bildern, 16 Zeichnungen und Reflexzonenkarte. Zellglas kartoniert, erweiterte Neuauflage

Aus dem Inhalt: Wandern — Der Fuß — Der Schuh — Fußhilfe — Selbstbehandlung — Das Fußdampfbad — Massage mit Daumen, dem Unterarm, dem Ellenbogen — Senk- und Spreizfußmassage — Druckmassage — Wo liegen die Nervenpunkte — Schutz und Selbstheilung.

WERNER ZIMMERMANN: **GEHEIMSINN DER ZAHLEN**

60 Seiten, Zellglas kartoniert

Die Zahl als inneres Gesetz, als große Ordnung. Diese Schrift beschäftigt sich ebenfalls mit dem Wesen und der Bedeutung der Namen, Laute und Farben.

WERNER ZIMMERMANN: **HEILENDES BADEN**

64 Seiten, Zellglas kartoniert

Wärme ist Leben — Kälte ist Tod — Wirkungen der Kaltwasserreize — Vom Sinn des heißen Bades — Sauna — Dauerbrause — Das Schlenz-Bad — Kaltwasser gegen Verbrennung — Kinderlähmung, Vorbeugung und Heilung — Dampfkompressen — Wärmekultur.

WERNER ZIMMERMANN: **HEILENDES FASTEN**

64 Seiten, Zellglas kartoniert

Auf engstem Raum bringt der Verfasser Erlebnis, Nutzen und Praxis freiwilliger Nahrungsenthaltung — eine hilfreiche Wegleitung für Gesunde und Kranke.

WERNER ZIMMERMANN:
HEILENDE KOST — Schon morgen gesünder

80 Seiten, Zellglas kartoniert

Frischkost — Bircher-Benner — Dr. Franz Xaver Mayr — Der Dünndarm — Haltung — Die Haut — Schlacken im Körper — Kauen lernen! — Darmgymnastik — Das Nachtmahl — Vitamine — Schonkost — Prof. Ohsawa und Yin-Yang — Arthritis und Rheuma — Neutral-Therapie und Heilung.

WERNER ZIMMERMANN: **WEGE ZUR GESUNDHEIT**

80 Seiten, Zellglas kartoniert

Naturgemäße gesunde Gewohnheiten — Luft — Wasser — Geschlechtspflege — Empfängnisfreie Tage — Die Temperaturkurve der Frau — Die Biorhythmen — Ernährung — Fasten — Bewegung — Magnetismus, das Urheilmittel — Seelische Gesundheit.

SCHRIFTENREIHE: WERNER ZIMMERMANN

WERNER ZIMMERMANN: **KRÄFTE DES ATEMS**

80 Seiten, Zellglas kartoniert

Atem ist Geist, ist Leben, Atem reinigt und belebt. Die dreigeteilte Lunge, Atemübungen. Die innere Kraft des Atems, Atemsysteme und Yoga-Atem, frohes Singen.

WERNER ZIMMERMANN und LEUNG TIT SANG:
AKUPUNKTUR UND RÄUCHERUNG MIT MOXA

80 Seiten, 33 Bilder, Zellglas kartoniert

Ein Lehrbuch der chinesischen Methode der Akupunktur mit Berichten über erstaunliche Heilerfolge bei allen Krankheiten, aus dem Englischen übersetzt von Dr. h. c. Werner Zimmermann, mit 33 Kunstdruckbildern.

WERNER ZIMMERMANN: **LIEBE DEIN SCHICKSAL**

96 Seiten, Zellglas kartoniert

Aus Anlaß des 75. Geburtstages des Verfassers ist die weithin beliebte und bisher in 26 000 Exemplaren verbreitete Schrift „Sei Meister deines Schicksals" durch drei weitere Vorträge ergänzt und neugegliedert worden in die vier Teile: 1. Sei Meister deines Schicksals; 2. Schicksal, Sinn und Gestaltung; 3. Soll ich meines Bruders Hüter sein? 4. Der erste August. Ein hilfreiches Buch befreiender Selbsterkenntnis, das befähigt, Freude und Leid, beide bewußt als Schicksal zu meistern.

WERNER ZIMMERMANN: **ICH BIN**

Meisterschaft über Leib und Schicksal —

11.—13. Tausend, 256 Seiten, Großformat, Leinen

Was die Bhagavad Gita vor Jahrtausenden sang, was Jesus lehrte und vorlebte, was Eckehart im Mittelalter der Gotik verkündete, das hat WZ in diesem Buch in der Gliederung: Jenseitiges Wissen, Erkenntnis, Tat, als eine Trilogie des Kosmos in Kapiteln dargestellt, die unübertrefflich in ihrer Klarheit und Eindringlichkeit sind.

DREI EICHEN VERLAG
8000 MÜNCHEN 60 + 6390 ENGELBERG/SCHWEIZ